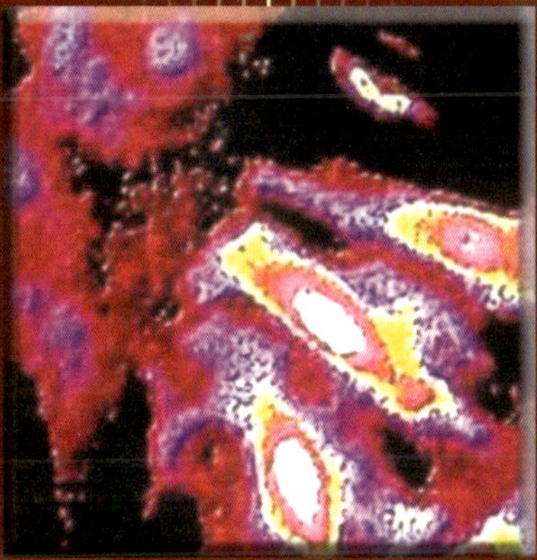

CB047144

CARDIOLOGIA

CARDIOLOGIA

RESPOSTAS OBJETIVAS PARA AS PERGUNTAS MAIS COMUNS

John P. Higgins, MD, MBA, MPHIL, FACC, FACP, FAHA, FASNC, FSGC
ACSM Certified Clinical Exercise Specialist & Certified Personal Trainer
Associate Professor of Medicine
The University of Texas Health Science Center at Houston (UTHealth)
Director of Exercise Physiology
Memorial Hermann Sports Medicine Institute
Chief of Cardiology, Lyndon B. Johnson General Hospital
Principal Investigator HEARTS
(Houston Early Age Risk Testing & Screening Study)
Houston, Texas

Asif Ali, MD
Clinical Assistant Professor
Division of Cardiovascular Medicine
The University of Texas Health Science Center at Houston (UTHealth)
Memorial Hermann Heart and Vascular Institute
Sub-Clinical Investigator HEARTS
(Houston Early Age Risk Testing & Screening Study)
Houston, Texas

David M. Filsoof, MD
Division of Cardiovascular Medicine
Sub-Clinical Investigator of HEARTS
(Houston Early Age Risk Testing & Screening Study)
University of Texas-Houston Health Science Center
Houston, Texas
Mayo School of Graduate Medical Education
Jacksonville, Florida

Perguntas e Respostas

REVINTER

Cardiologia – Respostas Objetivas para as Perguntas mais Comuns
ISBN 978-85-372-0611-9
Copyright © 2015 by Livraria e Editora Revinter Ltda.

Tradução:
LUCIANA PAEZ ROCHA (Seções I a III)
Graduação em Medicina pela Faculdade de Medicina de Petrópolis
Pós-Graduação em Terapia Intensiva pelo Instituto de Pós-Graduação Médica do Rio de Janeiro
Pós-Graduação em Cardiologia pelo Instituto de Pós-Graduação Médica do Rio de Janeiro
Médica do Serviço de Cardiologia Intensiva do Hospital Barra D'or – Rio de Janeiro, RJ
Coordenadora do Serviço de Emergência do Hospital Rio Mar – Rio de Janeiro, RJ

NELSON GOMES DE OLIVEIRA
(Seções IV a IX)
Médico
Tradutor, RJ

Todos os direitos reservados.
É expressamente proibida a reprodução deste livro, no seu todo ou em parte, por quaisquer meios, sem o consentimento, por escrito, da Editora.

Revisão Técnica:
LUCIANA PAEZ ROCHA
Graduação em Medicina pela Faculdade de Medicina de Petrópolis
Pós-Graduação em Terapia Intensiva pelo Instituto de Pós-Graduação Médica do Rio de Janeiro
Pós-Graduação em Cardiologia pelo Instituto de Pós-Graduação Médica do Rio de Janeiro
Médica do Serviço de Cardiologia Intensiva do Hospital Barra D'or – Rio de Janeiro, RJ
Coordenadora do Serviço de Emergência do Hospital Rio Mar – Rio de Janeiro, RJ

CIP-BRASIL. CATALOGAÇÃO NA PUBLICAÇÃO
SINDICATO NACIONAL DOS EDITORES DE LIVROS, RJ
H541c

Higgins, John P.
Cardiologia : respostas objetivas para as perguntas mais comuns/ John P. Higgins, Asif Ali, David M. Filsoof ; tradução Luciana Paez Rocha , Nelson Gomes de Oliveira. - 1. ed. - Rio de Janeiro : Revinter, 2015.
288 p. : il. ; 20 cm.

Tradução de: Cardiology clinical questions
Inclui bibliografia e índice
ISBN 978-85-372-0611-9

1. Coração - Doenças. 2. Cardiologia. 3. Artérias - Doença. I. Ali, Asif. II. Filsoof, David M. III. Título.

14-14879 CDD: 612.12
CDU: 612.12

Nota: A medicina é uma ciência em constante evolução. À medida que novas pesquisas e experiências ampliam os nossos conhecimentos, são necessárias mudanças no tratamento clínico e medicamentoso. Os autores e o editor fizeram verificações junto a fontes que se acredita sejam confiáveis, em seus esforços para proporcionar informações acuradas e, em geral, de acordo com os padrões aceitos no momento da publicação. No entanto, em vista da possibilidade de erro humano ou mudanças nas ciências médicas, nem os autores e o editor nem qualquer outra parte envolvida na preparação ou publicação deste livro garantem que as instruções aqui contidas são, em todos os aspectos, precisas ou completas, e rejeitam toda a responsabilidade por qualquer erro ou omissão ou pelos resultados obtidos com o uso das prescrições aqui expressas. Incentivamos os leitores a confirmar as nossas indicações com outras fontes. Por exemplo e em particular, recomendamos que verifiquem as bulas em cada medicamento que planejam administrar para terem a certeza de que as informações contidas nesta obra são precisas e de que não tenham sido feitas mudanças na dose recomendada ou nas contraindicações à administração. Esta recomendação é de particular importância em conjunto com medicações novas ou usadas com pouca frequência.

Título original:
Cardiology Clinical Questions
Copyright © by
The McGraw-Hill Companies, Inc.

Livraria e Editora REVINTER Ltda.
Rua do Matoso, 170 – Tijuca
20270-135 – Rio de Janeiro – RJ
Tel.: (21) 2563-9700 – Fax: (21) 2563-9701
livraria@revinter.com.br –
www.revinter.com.br

COLABORADORES

Faiyaz Ahmed, MD
Resident Physician, Department of Family Medicine
The Toledo Hospital
Family Medicine
Toledo, Ohio

Sajid A. Ali, MD
Department of Internal Medicine
St. John Hospital and Medical Center
Grosse Pointe, Michigan

Mohammad Ghalichi, MD
Senior Advisory Editor
Department of Internal Medicine – Cardiology
University of Texas at Houston
Houston, Texas

Brian E. Gulbis, PharmD
Cardiovascular Clinical Pharmacist
Memorial Hermann Texas Medical Center
Houston, Texas

AGRADECIMENTOS

Do Dr. John P. Higgins: Para tomar emprestado de Shakespeare, gostaria de agradecer a todos os atores do meu palco: estudantes e colegas que me inspiraram; meus irmãos e irmã (Michael, Kathy e Paul), que me encorajaram; meus pais (Daniel e Patricia), que instalaram em mim o prazer de aprender; e minha alma gêmea, Catherine, que me ama e me inspira todos os dias. Todos esses atores sobre meu palco fazem parte deste projeto, e eu sou muito grato a todos por suas contribuições. Amo vocês... John.

Do Dr. David M. Filsoof: Eu gostaria de agradecer aos meus pais, Fred e Mahnaz, e irmão, Nader, que estiveram ao meu lado e têm sido uma fonte continuada de inspiração, amor e admiração.

Eu gostaria também de agradecer ao Dr. Catalin Loghin pelo seu tempo e esforço em me ensinar todos os aspectos da cardiologia, que continuou a ser um modelo de compaixão e empatia entre seus pacientes e na profissão.

PREFÁCIO

Após anos de consultas cardiológicas, o Dr. John P. Higgins percebeu que muitas das mesmas questões eram constantemente levantadas, ainda que as respostas estivessem mudando com as novas pesquisas clínicas realizadas. Ele também percebeu que muitos estudantes, residentes, bolsistas e médicos plantonistas têm dificuldades em traduzir o conhecimento atualizado em soluções diagnósticas práticas. Os dados verdadeiramente úteis, quando não inacessíveis, foram escondidos profundamente em muitos papéis e relatórios de pesquisa. Adicionalmente, muitas das diretrizes, livros ou *softwares* disponíveis para auxiliar o diagnóstico foram divididos por tópicos, em vez do formato de Questões Frequentemente Perguntadas (FAQ), como o seguido neste texto. A visão para o livro foi mudar a abordagem para a solução do problema diagnóstico pela utilização de uma ferramenta simples que organiza, sintetiza e por isso fornece uma epifania compreensível no formato de uma ferramenta para consulta rápida.

O Dr. Asif Ali colaborou trazendo a sua experiência em educação médica por animação e tecnologia de informação para ajudar a desenvolver o formato e o *layout* deste livro. O Dr. David M. Filsoof adicionou, ao longo do livro, as questões com revisões e auxiliou no desenvolvimento das seções.

A equipe prendeu-se firmemente à crença de que a aplicação de informações compreensivamente agrupadas é o pivô no qual todas as boas decisões diagnósticas são feitas. O processo para realizar isso seguiu a trajetória:

Questão → Dados → Síntese → Solução

As plataformas para a aplicação prática deste trabalho serão livro, computador e formatos digitais assistentes portáveis. Nove áreas foram agrupadas para este texto, assim nomeadas:

- Testes diagnósticos
- Síndrome coronariana aguda
- Doença valvular
- Doenças cardíacas
- Exame

- Arritmias
- Cardiopatias congênitas
- Insuficiência cardíaca e hipertensão
- Medicações

Este livro e esta seleção de seções evoluíram como a maior coleção de questões clínicas em cardiologia (junto com suas respostas), fundamentada na frequência com que estas questões foram consultadas aos autores ao longo dos últimos anos em Boston (administração dos veteranos e hospital de ensino privado) e três hospitais no Texas (hospital de ensino privado, hospital do condado e um hospital especializado em câncer).

Enquanto o livro delineia vários casos em que o encaminhamento a especialistas e cirurgia corretiva são necessários, existe um forte viés entre utilizar estratégias diagnósticas de padrão ouro não invasivas e medicações disponíveis. O objetivo é autorizar o médico a dar a melhor solução para seu ou sua paciente, assim como a mais eficiente e eficaz possível. Os autores procuraram ter uma pletora da informação, transformá-la em algo útil e aparar o excesso de informação.

Em 1995, os professores da Escola de Negócios de Harvard, Clayton M. Christensen e Joseph Bower, inventaram o termo *tecnologias inovadoras*. Em 2003, Christensen corrigiu este termo para *inovação revolucionária*. Acreditamos que este livro tomou o espírito de inovação revolucionária para projetar um modelo de negócio que procura fornecer um serviço novo e melhorado, em um caminho que o mercado não espera, para audiência de um público maior e que ameaça o padrão com impactos inovadores. Nosso modelo procura simular o processo de consulta e procede diretamente de uma alquimia de questões por meio de dados críticos que devem ser obtidos e delineiam o procedimento para alcançar soluções às questões.

Em relação a cada capítulo, a seção "Conceito-Chave" descreve e define os principais fatores decisivos que impactam o objetivo da questão consultada. Isso define a fase de recolher informação pertinente. As seções "História" e "Exame Físico" focam em dados importantes da história e nos sinais a serem observados, pertinentes à questão consultada. As seções "ECG", "Imagem" e "Laboratório" ajudam a focar nos achados que ajudam a estreitar as diferenças com base nos resultados e testes diagnósticos realizados para fazer o diagnóstico. A seção "Síntese" organiza a informação nos componentes do núcleo que serão necessários para as equações que se seguem. A seção "Epifania" fornece a equação na qual os fatos sintetizados são inseridos e a solução resultante é claramente exposta de uma forma que permite o manejo ponto-de-cuidado. A seção "Pérolas" fornece informações reais que são relacionadas com as questões frequentemente consultadas durante o dia a dia na prática clínica e que devem ser destacadas como pontos-chave ao pessoal em formação. A seção "Discussão" passa por alguns itens fundamentais relacionados com as equações que são frequentemente perguntadas. A seção "Contraindicações" alerta o consultor sobre sinais a serem observados quando fizerem suas recomendações. A seção "Evidência e Referências" oferece fontes de medicina baseadas em evidências pertinentes à questão consultada. O objetivo desta organização de seções é fornecer uma aproximação efetiva, passo a passo, para responder a questões de consulta. Ela fornece soluções claras e atuais por incorporar medicina baseada em evidências atualizadas de acordo com as diretrizes mais atuais e declarações de consenso. Além disso, por informar aos médicos as partes precisas das informações necessárias para responder às questões, o livro ajuda a economizar tempo, pois fornece somente informações-chave para, em seguida, compor a equação (seção "Epifania"), resultando em uma resposta mais objetiva. A analogia que utilizamos é imaginar que há 100 pérolas em uma praia sobre o tema a ser consultado. Em vez de pegar todas as 100, apontamos as dez pérolas cruciais que você necessita e ajudamos a pegá-las. Depois, nós dizemos a você como colocar essas dez pérolas juntas em um "colar de pérolas" – a solução para a sua questão. Você economiza tempo, utilizando somente estes dados críticos no processo de decisão e também evita de ser inundado por informações menos relevantes.

Acreditamos que este livro permitirá aos cardiologistas, residentes em cardiologia e todos os demais profissionais da saúde que lidam com as questões abordadas neste livro em seu cotidiano encontrar, de forma rápida e fácil, as soluções diagnósticas corretas para questões cardiológicas frequentes, especialmente durante plantões em serviços médicos de pacientes internados. Sinceramente, esperamos que este livro auxilie os profissionais da saúde a fornecer um atendimento mais rápido e de qualidade aos pacientes.

Dr. John P. Higgins
Dr. Asif Ali
Dr. David M. Filsoof

SUMÁRIO

Seção I. Teste Diagnóstico

Seção II. SCA

Seção V. Exame

Seção VI. Arritmias

Seção VII. Cardiopatias Congênitas

Seção VIII. Insuficiência Cardíaca e Hipertensão

Seção IX. Medicações

SEÇÃO I

TESTE DIAGNÓSTICO

Meu paciente necessita de um estudo eletrofisiológico?

CONCEITO-CHAVE	A decisão de encaminhar um paciente para um estudo eletrofisiológico é fundamentada no tipo de anormalidade de condução presente.
HISTÓRIA	HDA: Episódio de parada cardíaca súbita, palpitações, dispneia, síncope, fadiga, vertigens. HPP: Parada cardíaca, bloqueio atrioventricular, fibrilação atrial, *flutter* atrial, taquicardia ventricular.
ELETRO-CARDIOGRAMA	Ausência de ondas P, ondas de *flutter* bifásicas em "dentes de serra" presentes, complexo QRS estreito, intervalo PR prolongado ou de duração fixa seguida por uma onda P que falha na condução para os ventrículos, dissociação entre a onda P e QRS.
SÍNTESE	**EEF** = Encaminhar o paciente para **E**studo **E**letro**F**isiológico. **SR** = Paciente com **S**íncope **R**ecorrente que permanece inexplicada após uma avaliação apropriada. **DNS** = Paciente com **D**isfunção do **N**odo **S**inusal. **BAV-S** = Pacientes **S**intomáticos (palpitação, dispneia, síncope, tonteira) em que se suspeita de **B**loqueio **A**trio**V**entricular. **ACIV** = **A**traso de **C**ondução **I**ntra**V**entricular em pacientes sintomáticos (palpitação, dispneia, síncope, tonteira). **TCE** = **T**aquicardia com **C**omplexo **E**streito. **TCL** = **T**aquicardia com **C**omplexo **L**argo. **SPC** = **S**obrevivente de **P**arada **C**ardíaca sem causa reversível óbvia. **ABL-C** = Pacientes com taquicardia supraventricular sintomática em razão da TAVRN, taquiarritmias atriais sintomáticas ou taquicardia ventricular passível de **ABL**ação por **C**ateter.
EPIFANIA	**SR = EEF** **DNS = EEF** **BAV-S = EEF** **ACIV = EEF** **TCE = EEF** **TCL = EEF** **SPC = EEF** **ABL-C = EEF**

DISCUSSÃO	Estudos eletrofisiológicos fornecem valiosas informações diagnósticas uma vez que eles possam determinar os mecanismos da arritmia e auxiliar na decisão de quando a droga, o dispositivo ou terapia de ablação são adequados.
PÉROLAS	– A arritmia mais comum encontrada em EEF é a taquicardia ventricular, e o preditor mais forte é uma fração de ejeção < 40%.
REFERÊNCIA	1) Tracy CM, *et al.* American College of Cardiology/American Heart Association Clinical Competence Statement on Invasive Electrophysiology Studies, Catheter Ablation, and Cardioversion. *Circulation.* 2000;102:2309.

Quando devo solicitar um teste de estresse?

CONCEITO-CHAVE	O teste de estresse é utilizado no diagnóstico e prognóstico da doença arterial coronariana. Ele é realizado com exercício (esteira, bicicleta) ou agentes farmacológicos (adenosina, persantin, dobutamina).
HISTÓRIA	Pacientes com sintomas de doença cardíaca isquêmica conhecida/provável, angina estável controlada por medicamentos. O achado clínico mais importante é a dor no peito.
EXAME FÍSICO	Determinar se o paciente tem capacidade funcional para realizar exercício ou irá necessitar de ajuda farmacológica para atingir o estresse necessário.
ELETRO-CARDIOGRAMA	Depressão do ponto J de 0,1 mV ou mais e/ou infradesnível do segmento ST de 1 mV/s em três batimentos consecutivos (durante o estresse).
IMAGEAMENTO	Ecocardiografia – checar FEVE, anormalidades de motilidade da parede, hipertrofia.
SÍNTESE	**DAC** = **D**oença **A**rterial **C**oronariana. Pacientes com probabilidade pré-teste intermediária com base na idade, sexo e sintomas. **AR** = **A**valiação de **R**isco e prognóstico dos pacientes sintomáticos com DAC. Avaliação inicial para DAC, mudança no *status* clínico, angina instável livre de sintomas. **PÓS-IAM** = Teste após **I**nfarto do **M**iocárdio. Avaliação prognóstica antes da alta/avaliação da terapia medicamentosa, prescrição de exercício e reabilitação. **CARDIO** = Teste ergométrico **CARDIO**pulmonar. Avaliação da capacidade de exercício e resposta à terapia e para diferenciar as limitações de capacidade cardíaca *versus* limitações de capacidade pulmonar. **REVASC** = Antes e após **REVASC**ularização. Demonstrar prova de isquemia antes da revascularização e avaliação de sintomas recorrentes para sugerir isquemia após a revascularização. **TE** = Encaminhar o paciente para **T**este de **E**stresse.
EPIFANIA	**DAC = TE** **AR = TE** **PÓS-IAM = TE** **CARDIO = TE** **REVASC = TE**

DISCUSSÃO	O teste de estresse é utilizado para avaliar a probabilidade e extensão da doença coronariana por provocação de isquemia reversível e novos auxílios nas estratégias terapêuticas. A sensibilidade é de 60–70%, e a especificidade é 60–80%. Pacientes com possibilidade de DAC e sintomas de isquemia devem ser submetidos a teste de estresse para avaliar a probabilidade de um evento cardíaco. Não existem indicações para teste de rotina em pacientes assintomáticos sem DAC ou fatores de risco, doença cardíaca valvar. Pacientes com risco extremamente baixo para doença arterial coronariana não devem ser encaminhados para teste de estresse. Em virtude da probabilidade pré-teste extremamente baixa, um falso positivo é mais provável do que um positivo verdadeiro, o que irá levar a um teste adicional (frequentemente invasivo) e sujeitar o paciente a um risco potencial desnecessário.
PÉROLAS	*Contraindicações*: Absolutas – Infarto do miocárdio ativo, angina instável, arritmias sem controle, estenose aórtica severa sintomática, dissecção aórtica, insuficiência cardíaca descompensada, embolia pulmonar, miopericardite. Relativas – Doença de tronco de coronária esquerda, doenças valvares estenóticas, desequilíbrios eletrolíticos, HTN > 200 mmHg, CMHO, bloqueios AV.
REFERÊNCIAS	1) Fraker TD Jr, *et al.* Chronic angina focused update of the ACC/AHA 2002 Guidelines for the management of patients with chronic stable angina. *Circulation.* 2007;116:2762. 2) Lee TH, *et al.* Noninvasive tests in patients with stable coronary artery disease. *N Engl J Med.* 2001;344:1840.

Quais são as indicações/critérios para imagem de perfusão miocárdica?

CONCEITO-CHAVE	A imagem de perfusão miocárdica fornece informação tridimensional pela injeção de radioisótopos no paciente que se ligam a tecidos específicos (miocárdio) para fornecer informações sobre perfusão miocárdica, espessamento, contratilidade, volume sistólico, fração de ejeção e débito cardíaco durante períodos do ciclo cardíaco.
HISTÓRIA	O paciente apresenta-se com dor torácica, arritmias e síndrome coronariana aguda, ou para avaliação e estratificação de risco. HPP: Hipertensão, dissecção aórtica, insuficiência renal, cirrose, doença cardíaca congênita, CMHO, IAM prévio, história de DAC.
SÍNTESE	**IPM** = Encaminhar o paciente para **I**magem de **P**erfusão **M**iocárdica. **AVAL** = **AVAL**iação de dor torácica/dor aguda/insuficiência cardíaca nova: probabilidade pré-teste intermediária/alta para DAC em pacientes impossibilitados de se exercitar ou ECG não interpretável para pacientes sem elevação do ST e enzimas cardíacas negativas. **DETEC** = **DETEC**ção de DAC: risco moderado para DAC (Framingham), pacientes sem avaliação prévia para DAC e sem planejamento para cateterismo cardíaco. **AVAL-RISCO** = **AVAL**iação de **RISCO**: para pilotos de aeronave, alto risco de DAC (Framingham), DAC conhecida ao cateterismo cardíaco ou SPECT prévio em pacientes que não foram revascularizados ou com piora dos sintomas, ou > 2 anos desde o último estudo para avaliar progressão da doença, Escore de Agatston > 400, estenose de significância incerta, escore de esforço de DUKE intermediário, preditor de risco pré-operatório intermediário ou fraca tolerância ao esforço (< 4 METS) para cirurgia de risco elevado ou intermediário, terapia trombolítica administrada, mas sem planejamento para se submeter a cateterismo precoce em pacientes com IAMCSST hemodinamicamente estáveis ou pacientes com IAMSSST sem planejamento para se submeter a cateterismo precoce, avaliação de dor torácica pós-revascularização, > 5 anos pós-revascularização. **VIAB-ISQ** = Avaliação de **VIAB**ilidade/**ISQ**uemia: DAC conhecida ao cateterismo, pacientes com indicação para cateterismo. **FUNCVE** = Avaliação da **FUNÇ**ão **VE**ntricular: eco não diagnóstico, medidas basais e seriadas quando se está utilizando terapias cardiotóxicas (doxorrubicina).
EPIFANIA	**AVAL = IPM** **DETEC = IPM** **AVAL-RISCO = IPM** **VIAB-ISQ = IPM** **FUNCVE = IPM**

DISCUSSÃO

Uma indicação apropriada não significa que esta seja a primeira escolha de teste para um paciente em particular. Existirão indicações para realizar procedimentos com base especificamente no paciente e dados não listados. As principais indicações incluem o diagnóstico de DAC, identificação e grau de doença arterial coronariana em pacientes com uma história positiva, estratificação de risco em pacientes que estejam em risco de apresentar SCA/IAM e para avaliação pós-intervenção do coração.

PÉROLAS

A sensibilidade é de 85%, e a especificidade é de 72% para detecção de isquemia.

Se uma área do miocárdio mostrar uma diminuição do traçador que não se altera após a injeção em repouso, o defeito mais provavelmente representa cicatriz ou viabilidade, miocárdio subperfundido.

Medicações, como drogas bloqueadoras do canal de cálcio e drogas betabloqueadoras, podem alterar a resposta da frequência cardíaca e pressão arterial ao esforço e devem ser suspensas, se possível, antes do teste de IPM.

Consequências negativas incluem o risco do procedimento pela radiação ou exposição ao contraste e baixa *performance* do teste.

Contraindicações ao teste são: angina instável, infarto agudo do miocárdio (IAM) dentro de 2–4 dias do teste, hipertensão sistêmica não controlada, arritmias graves não tratadas, insuficiência cardíaca congestiva descompensada, bloqueio atrioventricular avançado, miocardite aguda, pericardite aguda, estenoses aórtica ou mitral severas, cardiomiopatia obstrutiva severa e doença sistêmica aguda.

REFERÊNCIAS

1) ACCF/ASNC Appropriateness Criteria for Single-Photon Emission Computed Tomography Myocardial Perfusion Imaging. *J Am Coll Cardiol.* 2005;46:1587-1605.
2) Ritchie J, Bateman TM, Bonow RO, *et al.* Guidelines for clinical use of cardiac radionuclide imaging. A report of the AHA/ACC task Force on Assessment of Diagnostic and Therapeutic Cardiovascular Procedures. Committee on Radionuclide Imaging, developed in collaboration with the American Society of Nuclear Cardiology. *Circulation.* 1995;91:1278-1303.
3) Schlant RC, Friesinger GC, Leonard JJ. Clinical Competence in exercise testing. A statement for physicians from the ACP/ACC/AHA Task Force on Clinical Privileges in Cardiology. *J Am Coll Cardiol.* 1990;16:1061-1065.
4) Updated imaging guidelines for nuclear cardiology procedures, part 1. *J Nucl Cardiol.* 2001;8(1):G5-G58.

Devo encaminhar meu paciente para angiografia coronariana?

CONCEITO-CHAVE	A decisão de encaminhar um paciente para angiografia coronariana é com base no grau e sintomas da isquemia miocárdica.
HISTÓRIA	HDA: Paciente com dor torácica ou evidência de isquemia miocárdica. HPP: Doença arterial coronariana (DAC), insuficiência cardíaca congestiva (ICC), infarto agudo do miocárdio (IAM), doença cardíaca congênita (DCC), angina. HMP: Intervenção coronariana percutânea (ICP), reparo valvar.
ELETRO-CARDIOGRAMA	Elevação do ST, depressão do ST, ondas Q profundas (> 1 mm), progressão lenta de onda R, bloqueio de ramo esquerdo (BRE).
IMAGEAMENTO	ECO: Fração de ejeção ventricular esquerda (FEVE) < 35%, anormalidade de motilidade da parede, dilatação ventricular esquerda.
SÍNTESE	**AC** = Encaminhar para **A**ngiografia **C**oronariana com possibilidade de intervenção. **AELS** = **A**ngina **E**stável, mas com **L**imitação **S**evera da atividade física, *i.e,* não consegue caminhar dois quarteirões ou um lance de escadas sem apresentar desconforto torácico. **AI** = **A**ngina **I**nstável refratária à terapia medicamentosa ou com sintomas recorrentes após estabilização inicial, dor no peito > 20 minutos, alterações do ST (> = 1 mm), ondas patológicas, edema pulmonar ou idade > 65 anos. **RVS** = Oclusão aguda do *stent* nas primeiras 24 horas de RCP e/ou angina recorrente ou RC nos primeiros nove meses de RCP. **IAM1** = Paciente nas 12 horas de início de sintomas de IAM com elevação do ST ou após 12 horas, se sintomas isquêmicos persistirem, onde a AC pode ser realizada num tempo ideal (tempo porta-cateterismo < 90 minutos). **IAM2** = Pacientes < 75 anos dentro das 36 horas de um IAMCSST, que desenvolve choque cardiogênico e pode ser revascularizado dentro de 18 horas do início do choque. **IAM3** = Episódios persistentes de isquemia sintomática com ou sem alterações no ECG; isquemia miocárdica desencadeada por mínimos esforços durante a recuperação de um IAM; ou isquemia EM baixas cargas de exercício com alterações do ECG (DST > = 1 mm) ou anormalidades de imagem. **IAM** = **IAM**1; **IAM**2 ou **IAM**3. **ICCI** = **ICC** decorrente da disfunção sistólica com angina, anormalidades regionais de motilidade da parede, ou evidência de isquemia miocárdica quando a revascularização está sendo considerada. **VLV** = Antes do reparo valvar em pacientes com desconforto torácico, isquemia em imagem não invasiva, múltiplos fatores de risco para DAC ou endocardite infecciosa com embolismo coronariano. **DCCI** = Antes da correção de **DCC** em pacientes com desconforto torácico ou evidência de DAC, parada cardíaca inexplicada em pacientes jovens; ou antes da correção de anomalia coronariana (estenose coronariana congênita, fístula arteriovenosa).

EPIFANIA	**AELS = AC** **AI = AC** **RVS = AC** **IAM = AC** **VLV = AC** **ICCI = AC** **DCCI = AC**
DISCUSSÃO	Angiografia coronariana é utilizada para definir o grau de patência arterial coronariana e a extensão da doença arterial coronariana. Pacientes em risco para um evento cardíaco adverso devem ser submetidos à angiografia coronariana para determinar o modo apropriado de terapia.
CONTRA-INDICAÇÕES	– Pacientes em risco para insuficiência renal pelo contraste devem ser hidratados com solução salina 0,45% IV a 75 mL/hora antes de ser submetido à angiografia coronariana.
PÉROLAS	– O risco de morte, infarto do miocárdio ou outras embolizações maiores durante a angiografia coronariana é < 2%.
REFERÊNCIA	1) Scanlon P, *et al.* ACC/AHA guidelines for coronary angiography. *J Am Coll Cardiol.* 1999;33:1756-1824.

Quando devo solicitar um ecocardiograma para meu paciente e que tipo devo solicitar?

CONCEITO-CHAVE	Ecocardiograma é uma modalidade de imagem utilizada para avaliar a estrutura cardíaca, função e patologia.
HISTÓRIA	HDA: Pacientes com dor torácica, arritmia, sopro, dispneia ou avaliação da função cardíaca basal. HPP: Hipertensão (HTN), doença arterial coronariana (DAC), infarto do miocárdio (IAM), insuficiência cardíaca congestiva (ICC), doença valvular, doença cardíaca congênita (DCC), cardiomiopatia. HS: Uso de álcool, fumo. HF: Doença de Marfan, cardiomiopatia hipertrófica (CMH).
EXAME FÍSICO	Sopro novo, pressão venosa jugular elevada, impulso ventricular direito proeminente, sopro abdominal.
SÍNTESE	**ETT** = **E**cocardiograma **T**rans**T**orácico. **ETE** = **E**cocardiograma **T**rans**E**sofágico. **EEST** = **E**cocardiograma de **EST**resse. **EGEF** = **E**strutura **G**eral **E** **F**unção = sintomas decorrentes da etiologia cardíaca, doença arterial coronariana suspeita, doença cardíaca congênita suspeita, taquicardia ventricular ou supraventricular sustentada ou não sustentada, função VE após IAM, HTN pulmonar. **AGUDO** = quadro **AGUDO** = instabilidade hemodinâmica, avaliação de dor torácica com ECG ou lab não diagnósticos, insuficiência respiratória de etiologia cardíaca suspeitada, complicação de IAM, embolia pulmonar conhecida/suspeita para guiar a terapia. **VALV** = função **VALV**ular = avaliação de um sopro com suspeita de doença valvar, acompanhamento anual de doença valvular, doença valvar com mudança no estado clínico, próteses valvares, endocardite infecciosa. **AORT** = doença **AÓRT**ica = doença de Marfan, avaliação de raiz aórtica proximal. **DC** = **D**oença **C**ardíaca = avaliação de doença cardíaca hipertensiva, avaliação inicial e de rotina de ICC e CMH, avaliação de suspeita de cardiomiopatia, triagem para cardiomiopatia genética, avaliação de base e seriada durante terapia com agentes cardiotóxicos. **EI** = Suspeita de **E**ndocardite **I**nfecciosa ou suas complicações, febre persistente com dispositivo intracardíaco com suspeita de endocardite infecciosa. **GUIAR** = Para **GUIAR** durante intervenção cardíaca. **CVERS** = Antes de **C**ardio**VERS**ão na fibrilação/*flutter* atrial e/ou acompanhamento após anticoagulação. **REPARO** = adequação para **REPARO** valvar. **AORT-AG** = Investigação adicional para patologia **AÓRT**ica **Ag**uda. **HTNP** = **H**iper**T**e**N**são **P**ulmonar. **DISP** = **DISP**neia com etiologia cardíaca suspeitada. **RISCO** = Estratificação de **RISCO** na doença arterial coronariana.

EPIFANIA	**EGEF/AGUDO/VALV/AORT/DC = ETT** **EI/GUIAR/CVERS/REPARO/AORT-AG = ETE** **HTNP/DISP/RISCO = EEST**
DISCUSSÃO	Enquanto a gama de indicações para ecocardiograma é ampla, em indicações incertas o médico deve utilizar o julgamento clínico para determinar a utilidade do ecocardiograma para o cenário clínico particular.
PÉROLAS	ETE fornece projeções realçadas do átrio, válvula mitral, grandes vasos e próteses valvares. ETE mostrou-se com maior sensibilidade para detecção de endocardite em comparação ao ETT.
REFERÊNCIA	1) Douglas OS, *et al.* ACCF/ASE/ASNC/SCAI/SCCT/SCMR 2007 Appropriateness Criteria for Transthoracic and Transesophageal Echocardiography. *J Am Coll Cardiol.* 2007;50:187.

Meu paciente necessita de marca-passo cardíaco?

CONCEITO-CHAVE	A decisão de colocar um marca-passo em um paciente é dependente da presença de sintomas e do tipo de anormalidade de condução.
HISTÓRIA	HDA: Paciente com síncope, palpitações, fadiga, dispneia, tolerância reduzida ao esforço. HPP: Doença arterial coronariana, infarto do miocárdio (IAM), doença do nodo sinusal, arritmias. HF: Doença cardíaca congênita, QT longo congênito. HS: Uso de álcool, fumo.
EXAME FÍSICO	Bradicardia, hipotensão.
ELETRO-CARDIOGRAMA	Bloqueio cardíaco, bloqueio de ramo, taquicardia supraventricular, prolongamento do intervalo RR.
SÍNTESE	**SINT** = Paciente **SINT**omático – síncope, fadiga, tontura, tolerância reduzida ao esforço, palpitações. **ASSINT** = **ASSINT**omático = sem sintomas. **BC** = **B**radi**C**ardia (frequência cardíaca < 60 bpm). **PACE** = Encaminhar o paciente para implante de **MARCA-PASSO** definitivo. **NÃO PACE** = **NÃO** encaminhar para **MARCA-PASSO**. **DNS** = **D**isfunção do **N**odo **S**inusal. **BRA** = **B**loqueio de **R**amo **A**lternante. **HSC** = **H**ipersensibilidade do **S**eio **C**arotídeo. **SNC** = **S**íncope **N**euro**C**ardiogênica. **BAVP** = **B**loqueio **AV** **P**ersistente de segundo ou terceiro grau. **TSVR** = **T**aquicardia **S**upra**V**entricular **R**ecorrente que é refratária a drogas ou ablação. **BRD** = **B**loqueio de **R**amo **D**ireito. **IRRP** = **I**ntervalo **RR** **P**rolongado. **B2GM** = **B**loqueio de **S**egundo **G**rau tipo **M**obitz 1. **DEE** = **D**esvio do **E**ixo para **E**squerda. **BAVR** = **B**loqueio **AV** **R**eversível (apneia do sono, doença de Lyme, tônus vagal, drogas).

EPIFANIA	**DNS + SINT + BC = PACE** **SINT + BAVP = PACE** **BRA = PACE** **HSC + BC = PACE** **SNC + BC = PACE** **TSVR = PACE** **ASSINT + DNS = NÃO PACE** **ASSINT + BC = NÃO PACE** **ASSINT + B2GM = NÃO PACE** **ASSINT + IRRP = NÃO PACE** **ASSINT + BRD + DEE = NÃO PACE** **BAVR = NÃO PACE**
DISCUSSÃO	Vários fatores devem ser levados em conta quando se seleciona o modo de estimulação: condição física geral, capacidade de exercício, resposta ao esforço e problemas médicos associados.
PÉROLAS	Excluir causas reversíveis de bloqueio AV antes de considerar o marca-passo.
REFERÊNCIA	1) Epstein AE, *et al.* ACC/AHA/HRS Guidelines for Device-Based Therapy. *Circulation.* 2008;117:e350-e408.

Meu paciente necessita de um cardioversor-desfibrilador implantável (CDI)?

CONCEITO-CHAVE	A decisão de implantar um cardioversor-desfibrilador implantável (CDI) em um paciente é fundamentada na função cardíaca do paciente, anormalidades de condução e condições subjacentes.
HISTÓRIA	HDA: Síncope, palpitações, fadiga, dispneia, tolerância reduzida ao esforço. HPP: Parada cardíaca, taquicardia ventricular, insuficiência cardíaca congestiva, doença arterial coronariana.
ELETRO-CARDIOGRAMA	Ondas Q (infarto prévio), complexo QRS largo ou BR.
IMAGEAMENTO	ECO: FEVE < 40%, aumento AE & VE, anormalidades da motilidade da parede.
SÍNTESE	**CDI** = Encaminhar o paciente para implante de **C**ardioversor-**D**esfibrilador **I**mplantável. **SPC** = **S**obrevivente de **P**arada **C**ardíaca decorrente da fibrilação ventricular ou TV sustentada com instabilidade hemodinâmica após avaliação para definir a causa do evento e para excluir quaisquer causas completamente reversíveis. **DCE** = Pacientes com **D**oença **C**ardíaca **E**strutural e TV sustentada espontânea, seja hemodinamicamente estável seja instável. **SINC** = Pacientes com **SÍNC**ope de origem indeterminada com relevância clínica, TV sustentada hemodinamicamente significativa ou fibrilação ventricular induzida no estudo eletrofisiológico. **IAMPR-FE35** = Pacientes com FEVE < 35% em razão do **I**nfarto do **M**iocárdio **PR**évio que se encontra pelo menos 40 dias pós-infarto do miocárdio e em classes funcional II ou III da NYHA. **CDNI** = Pacientes com **C**ardiomiopatia **D**ilatada **N**ão **I**squêmica que tenham FEVE ≤ 35% e estejam em classe funcional II ou III da NYHA. **DFVE** = Pacientes com **D**is**F**unção **VE** decorrente de infarto do miocárdio prévio que esteja pelo menos 40 dias pós-infarto do miocárdio, tenha uma FEVE < 30% e esteja em classe funcional I da NYHA. **TVNS-IAMPR** = Pacientes com **TV** **N**ão **S**ustentada decorrente de **I**nf**A**rto do **M**iocárdio **PR**évio, FEVE < 40% e fibrilação ventricular indutível ou sustentada ao estudo eletrofisiológico.
EPIFANIA	**SPC = CDI** **DCE = CDI** **SINC = CDI** **IAMPR-FE35 = CDI** **CDNI = CDI** **DFVE = CDI** **TVNS-IAMPR = CDI**

DISCUSSÃO	Em sobreviventes de parada cardíaca e naqueles em risco, prevenção de uma parada recorrente é o objetivo central do tratamento a longo prazo. CDIs são a abordagem preferida uma vez que podem tratar prontamente a arritmia ventricular.
PÉROLAS	A energia do primeiro choque pelo CDI é ajustada pelo menos a 10 J acima do limiar da última desfibrilação medida.
REFERÊNCIAS	1) Epstein, *et al.* ACC/AHA/HRS 2008 Guidelines for Device-Based Therapy of Cardiac Rhythm Abnormalities. *J Am Coll Cardiol.* 2008;51:2085-2105. 2) Dinamarco JP. Implantable cardioverter-defibrillators. *N Engl J Med.* 2003;349:1836-1847.

Meu paciente necessita de avaliação adicional com tomografia computadorizada cardíaca?

CONCEITO-CHAVE	A decisão de encaminhar um paciente para tomografia computadorizada cardíaca (TCC) é fundamentada na necessidade de avaliação adicional da estrutura e função cardíacas.
HISTÓRIA	HDA: Pacientes encaminhados para TCC para avaliação cardíaca. HPP: Doença arterial coronariana, insuficiência cardíaca, doença cardíaca congênita do adulto. HMP: Enxerto de ponte de artéria coronária (EPAC), colocação de prótese valvar.
SÍNTESE	**TCC** = Encaminhar o paciente para **T**omografia **C**omputadorizada **C**ardíaca. **SINT-DT** = **SINT**omas de **D**or **T**orácica, aperto torácico, dispneia, capacidade reduzida ao esforço + preocupação clínica. **ASSINT** = **ASSINT**omático. **TEF-N** = **T**este de **E**stresse **F**ísico com ECG **N**ormal. **EST-P** = Teste de imagem de **EST**resse **P**ositivo. **EST-N** = Teste de imagem de **EST**resse **N**ormal. **ICIR** = **I**nsuficiência **C**ardíaca de **I**nício **R**ecente com disfunção sistólica VE. **ECC** = **E**score de **C**álcio **C**oronariano de Agatston > 100. **PAT-E** = Avaliação da **PAT**ências do **E**nxerto após EPAC. **ANOM** = Avaliação de **ANOM**alias das artérias coronarianas e outros vasos arteriovenosos torácicos. **DCC** = Avaliação de **D**oença **C**ardíaca **C**ongênita complexa no adulto. **VALV** = Avaliação de **VÁLV**ulas nativas e próteses cardíacas valvares, se houver a suspeita de disfunção valvular clinicamente significativa. **MASS** = Avaliação de **MASS**a cardíaca suspeita (tumor ou trombo). **ABL** = Antes da **ABL**ação por radiofrequência para fibrilação atrial. **REOP** = Pacientes submetidos à **REOP**eração de tórax ou cardíaca.
EPIFANIA	**SINT = TCC** **TEF-N + SINT-DT = TCC** **EST-N + SINT-DT = TCC** **EST-P = TCC** **ICIR = TCC** **ECC = TCC** **PAT-E = TCC** **REOP = TCC** **ANOM = TCC** **DCC = TCC** **VALV = TCC** **MASS = TCC** **ABL = TCC**

DISCUSSÃO	A qualidade da imagem final da TCC é dependente da preparação do paciente e da técnica do operador para adquirir a maior qualidade diagnóstica que pode auxiliar na avaliação da estrutura e função cardíacas.
PÉROLAS	Os pacientes são perfeitamente adaptados para tomografia computadorizada cardíaca sob as seguintes condições: frequência a um nível proporcional á resolução temporal do leitor disponível, índice de massa corporal < 40 kg/m^2 e função renal normal.
REFERÊNCIA	1) Hendel RC, *et al.* ACCF/ASNC/ACR/AHA/ASE/SCCT/SCMR/SNM 2009 Appropriate Use Criteria for Cardiac Radionuclide Imaging. *Circulation.* 2009;119:e561-e587.

SEÇÃO II

SCA

Como utilizo o escore de risco de TIMI em um paciente com angina instável/infarto do miocárdio sem elevação do ST (AI/IAMSSST)?

CONCEITO-CHAVE	O escore de risco de trombose no infarto do miocárdio (TIMI) é usado para prognóstico e decisão terapêutica nos pacientes com angina instável/IAM sem elevação do ST (AI/IAMSSST).
HISTÓRIA	HDA: Sintomas de dor torácica, dispneia, diaforese. HPP: Doença arterial coronariana (DAC), infarto agudo do miocárdio prévio (IAM), hipertensão (HTN), hiperlipidemia, diabetes. HF: DAC ou IAM precoces. HS: Tabagismo, consumo de álcool. LABS: Troponina ou CKMB elevados.
ELETRO-CARDIOGRAMA	Depressão do segmento ST > 0,5 mm em duas ou mais derivações contíguas do ECG.
SÍNTESE *(Continua)*	**AI/IAMSSST** = **A**ngina **I**nstável/**IAM** **S**em **S**upra do **ST**. **ICP** = Encaminhar para **I**ntervenção **C**oronariana **P**ercutânea. **MED-TX** = Tratamento clínico = oxigênio, aspirina, clopidogrel, nitroglicerina, morfina, metoprolol, heparina não fracionada ou enoxaparina (ver capítulo sobre abordagem inicial da AI/IAMSSST). **GP2B3A** = Inibidores da **G**lico**P**roteína IIb/IIIa (**2B3A**) = use um dos seguintes: Eptifibatide: 180 mcg/kg em *bolus* (máximo de 20 mg) EV durante 2 minutos, depois infusão de 2 mcg/kg/min (máximo 15 mg/h) por até 72 horas. Reduzir dose de manutenção para 1 mcg/kg/min se *clearance* de creatinina < 50 mL/min; contraindicado se *clearance* de creatinina < 20 mL/min. Tirofiban = dose de ataque: 0,4 mcg/kg/min por 30 minutos, depois infusão de 0,1 mcg/kg/min por até 72 horas. Reduzir dose de ataque e infusão de manutenção em 50% em pacientes com *clearance* de creatinina < 30 mL/min. **ALTOR** = **ALTO R**isco = Pacientes com dor torácica sem elevação do ST com uma ou mais das seguintes características estão sob alto risco para a ocorrência de um evento cardiovascular adverso: instabilidade hemodinâmica ou choque cardiogênico; DVE ou IC severa; angina persistente apesar da terapia medicamentosa, regurgitação mitral ou DSV nova ou piorando; ou arritmias ventriculares sustentadas. **TIMI** = Escore de risco de **TIMI** calculado por atribuir 1 ponto para cada dos seguintes fatores (SDRA Pulmonar – SDRA): Idade ≥ 65 anos. Fatores de risco ≥ 3 (HTN, DM, hiperlipidemia, tabagismo ativo, DAC prematura na família = infarto do miocárdio, revascularização coronariana ou morte súbita < 55 anos de idade [pai/parente masculino de primeiro grau] ou < 65 anos de idade [feminino/parente de primeiro grau]).

SÍNTESE (Continuacão	DAC (estenose conhecida > = 50%). Salicilato, i. é, uso de aspirina nos últimos sete dias. Anginas recente e severa (> = dois episódios anginosos nas últimas 24 horas). Elevação de enzimas cardíacas (Troponina I c ou CKMB). Desvio do ST (novo ou transitório) no ECG > = 0,5 mm. **TIMI BAIXO = TIMI BAIXO** risco: escore entre 0 e 2. **TIMI ALTO = TIMI ALTO** risco: escore entre 3 e 7. **EST** = Encaminhar o paciente para estudo de imagem com estresse para avaliar isquemia indutível. **EST-POS** = Teste de **EST**resse **POS**itivo: estudo de imagem mostrando isquemia reversível significativa, disfunção ventricular esquerda, fração de ejeção < 0,35 ou outros achados de alto risco.
EPIFANIA	**AI/IAMSSST + ALTOR = MED + GP2B3A + ICP** **AI/IAMSSST + TIMI BAIXO = MED + EST** **AI/IAMSSST = TIMI BAIXO + EST-POS = MED + ICP** **AI/IAMSSST + TIMI ALTO = MED + GP2B3A + ICP**
DISCUSSÃO	Pacientes com um escore de risco de TIMI alto (3–7) devem ser encaminhados para ICP, e aqueles com riscos baixo (0–1) e intermediário (2) devem ser evoluídos adicionalmente para o grau de isquemia miocárdica.
CONTRA-INDICAÇÕES	– Pacientes na apresentação inicial não devem apresentar biomarcadores cardíacos séricos elevados e podem apresentar um escore de risco TIMI falsamente baixo.
PÉROLAS	– O escore de risco TIMI pode correlacionar-se com um risco de morte aumentado, IAM novo ou recorrente, ou isquemia recorrente necessitando de revascularização em 14 dias. **Escore** **Risco%** 0–1 4,7 6–7 40,9
REFERÊNCIAS	1) Antman EM, *et al.* The TIMI Risk Escore for Unstable Angina/Non-ST Elevation MI: A Method for Prognostication and Therapeutic Decision Making *JAMA*. 2000;284(7):835-842. 2) Wright RS, *et al.* 2011 ACCF/AHA Focused Update of the Guidelines for the Management of Patients with Unstable Angina/Non-ST-Elevatiob Myocardial Infarction. *Circulation*. 2011;123:2022-2060.

Qual deve ser minha conduta inicial em um paciente com angina instável (AI)/infarto agudo do miocárdio sem supra de ST (IAMSSST)?

CONCEITO-CHAVE	A conduta inicial dos pacientes que se apresentam com angina instável (AI) ou um infarto agudo do miocárdio sem supra de ST (IAMSSST) envolve avaliação através de ECG e biomarcadores e rápida triagem para estratégia invasiva precoce *versus* avaliação conservadora (não invasiva) e terapia medicamentosa.
HISTÓRIA	HDA: Dor torácica (aperto, opressão) com irradiação para o braço esquerdo de início súbito, dispneia. HPP: Doença arterial coronariana, hipertensão, diabetes, hiperlipidemia. HF: Doença arterial coronariana. HS: Fumo, uso de álcool, uso de drogas.
ELETRO-CARDIOGRAMA	Depressão do segmento ST > 0,5 mm em duas ou mais derivações contíguas do ECG.
IMAGEAMENTO	**Eco de estresse**: Fração de ejeção ventricular esquerda e função basal. **Varredura de perfusão miocárdica por radionuclídeos**: Detectar áreas com defeito de perfusão miocárdica e isquemia.
SÍNTESE *(Continua)*	**AI/IAMSSST** = Paciente com suspeita clínica ou diagnóstico definitivo de angina instável ou infarto agudo do miocárdio sem supra de ST. **MON** = **MON**itorar = Realizar um ECG de 12 derivações. Se não demonstrar alterações e o paciente permanecer sintomático, repetir após 10 minutos. Coloque o paciente na monitoração por telemetria. Monitore a saturação do oxigênio e use o oxigênio generosamente para manter SaO_2 > 94%. Encaminhe para biomarcadores cardíacos imediatamente (troponina I cardíaca e creatinina quinase MB) e repetir a cada 8 horas. **AC** = **A**nti**C**oagulação. Para terapia antiplaquetária, imediatamente administrar aspirina 325 mg mastigado/engolido. Administrar clopidogrel 600 mg via oral de dose de ataque (se o paciente provavelmente necessitar de cirurgia de *bypass* cardíaco, ele pode aguardar antes da angiografia, se esta for realizada agudamente). Inicie infusão de heparina a 60 U/Kg EV em *bolus* seguido por 12 U/kg/h e titular para manter o PTT entre 60-90 segundos. **DOR** = Alivie a **DOR** = Se não houver contraindicação, tentar nitroglicerina sublingual 0,4 mg a cada 5 min x 3. Se a dor no peito persistir, iniciar nitroglicerina 5 mcg/min EV titulando em 5 mcg/min a mais a cada 5 min até uma dose máxima de 20 mcg/min. Contraindicações à nitroglicerina inclusive infarto ventricular direito, pacientes que tenham feito uso de inibidores da fosfodiesterase (p.ex: sildenafil) nas últimas 48 horas ou hipotensão (PAS < 100 mmHg). Pode-se também utilizar **sulfato de morfina**, tentar 2 mg EV em *bolus* e readministrar/titular a dose dependendo da resposta. **NORM** = **NORM**alizar a pressão sanguínea: Nitroglicerina (veja DOR) utilizada para angina irá reduzir a pressão sanguínea. Pode-se também utilizar o tartarato de metoprolol 5 mg EV a cada 5 min x 3 ou 25 mg VO a cada 12 h se não existir contraindicações a betabloqueadores. Não ser excessivamente agressivo com medicações EV. Se o paciente for hipotenso, ver o capítulo sobre choque cardiogênico.

SÍNTESE (Continuação	**ESTRAT** = Decida a **ESTRAT**égia terapêutica: A saber estratégia invasiva precoce com ICP *versus* estratégia conservadora. Veja capítulo sobre escore de risco TIMI e IAMSSST/AI. **MED-TX** = Tratamento clínico: Adicionalmente ao descrito anteriormente, o paciente deve receber algumas medicações que apresentam benefício sobre mortalidade iniciadas antes da alta (não dadas emergencialmente). Betabloqueadores, como o tartrato de metropolol 25 mg VO 2/dia. Inibidores da ECA, como o lisinopril 5 mg VO diariamente. Aspirina deve ser continuada em 81 mg VO diariamente. Se o paciente apresentar um IAMSSST, o clopidogrel deve ser continuado na dose de 75 mg VO diariamente por um ano independente dos resultados angiográficos.
EPIFANIA	**AI/IAMSSST = MON + AC + DOR + NORM + ESTRAT + MED-TX**
DISCUSSÃO	Se uma estratégia invasiva precoce for provável, prefira AAS + GP2B3A. Se a conservadora for mais indicada, use clopidogrel.
PÉROLAS	– Troponinas são mais sensíveis que CK-MB para o diagnóstico de IAMSSST, uma vez que mais troponina seja encontrada no coração por grama de miocárdio.
REFERÊNCIA	1) Wright RS, *et al.* 2011 ACCF/AHA Focused Update of the Guidelines for the Management of Patients with Unstable Angina/Non-ST-Elevatiob Myocardial Infarction. *Circulation.* 2011;123:2022-2060.

Qual é minha conduta inicial para um infarto agudo do miocárdio com elevação do ST (IAMCSST)?

CONCEITO-CHAVE	A conduta inicial dos pacientes com IAMCSST envolve rápida avaliação, redução da demanda miocárdica de oxigênio, anticoagulação e de máxima importância – reperfusão.
HISTÓRIA	HDA: Dor torácica retroesternal (aperto, opressão), irradiada para o braço esquerdo com início súbito, dispneia; os sintomas duram mais do que 15 minutos. HPP: Doença arterial coronariana, hipertensão, diabetes, hiperlipidemia. HF: Doença arterial coronariana. HS: Fumo, álcool, uso de drogas.
ELETRO-CARDIOGRAMA	Alterações precoces (< = 2 horas): Ondas T hiperagudas, elevação do segmento ST. Alterações tardias (> 2 horas): Ondas Q.
SÍNTESE *(Continua)*	**IAMCSST** = Paciente com suspeita diagnóstica ou diagnóstico definitivo de infarto agudo do miocárdio com SUPRA do ST. **MON** = **MON**itorar: Realizar um ECG de 12 derivações se não demonstrar alterações e o paciente permanecer sintomático, repetir após dez minutos. Posicionar o paciente na monitoração por telemetria. Monitorar a saturação de oxigênio e utilizá-lo generosamente para manter SaO_2 > 94%. Encaminhar para dosagem imediata de biomarcadores cardíacos (troponina cardíaca I e creatinina quinase MB) e repetir a cada 8 horas. **RPF** = Reperfusão = O ideal será intervenção coronariana percutânea imediata (ICP). Ver o capítulo sobre terapia de **R**e**P**er**F**usão no IAMCSST para decidir a estratégia. Exceto por circunstâncias que ameacem a vida (p. ex.: hipotensão severa ou hipóxia), **NÃO** atrase a ICP quando disponível para outros tratamentos. **AC** = **A**nti**C**oagule. Para terapia antiplaquetária, imediatamente administre 325 mg de aspirina engolido/mastigado. Dê 600 mg de clopidogrel como dose de ataque oral (se o paciente provavelmente irá necessitar de cirurgia de *bypass* cardíaco, este pode ser protelado até o momento da angiografia, se esta for realizada adequadamente). Inicie a infusão de heparina com *bolus* de 60 unidades/kg seguido por 12 U/kg/h e titule a dose para manter o PTT entre 60-90 segundos. **DOR** = Alivie a **DOR**. Se não existirem contraindicações, tentar **nitroglicerina** sublingual 0,4 mg a cada 5 min x 3. Se a dor no peito persistir, iniciar nitroglicerina 5 msg/min EV e titular aumentando 5 mcg/min a cada 5 min até uma dose máxima de 20 mcg/min. Contraindicações ao uso de nitroglicerina incluem infarto ventricular direito, pacientes que tenham feito uso de inibidores da fosfodiesterase (p. ex., sildenafil) nas últimas 48 horas, ou hipotensão (PSS < 100 mmHg). Pode-se também utilizar **sulfato de morfina**, tente uma dose de 2 mg EV e readministre/titule a dose dependendo da resposta. **NORM** = **NORM**alize a pressão sanguínea: Nitroglicerina (veja DOR) utilizada para angina irá reduzir a pressão sanguínea. Pode-se também utilizar o tartrato de metropolol 5 mg EV a cada 5 min x 3 ou 25 mg VO a cada 12 h se não existir contraindicação aos betabloqueadores. Não seja muito agressivo com as medicações EV. Se o paciente apresentar-se hipotenso, veja o capítulo sobre choque cardiogênico.

SÍNTESE (*Continuacão*	**MED-TX** = Tratamento clínico: adicionalmente ao que foi descrito anteriormente, o paciente deve receber certas medicações que apresentam benefício sobre a mortalidade iniciadas antes da alta (não administradas emergencialmente). Betabloqueadores, como o tartrato de metoprolol 25 mg VO duas vezes ao dia. Inibidores da ECA, como lisinopril 5 mg VO diariamente. Aspirina deve ser continuada em 81 mg VO diariamente. O clopidogrel deve ser continuado na dose de 75 mg VO diariamente.
EPIFANIA	**IAMCSST = MON + RPF + AC + DOR + NORM + MED-TX**
DISCUSSÃO	A intervenção principal que muda o desfecho no IAMCSST é a abertura da artéria. Se a ICP estiver disponível, esta deve anteceder a próxima intervenção a ser feita, a menos que exista uma circunstância ameaçadora à vida.
PÉROLAS	Troponinas são mais sensíveis do que a CK-MB para o diagnóstico de IAMCSST, uma vez que mais troponina seja encontrada no coração por grama de miocárdio.
REFERÊNCIA	1) Antman EM, *et al.* 2007 Focused Update of the ACC/AHA 2004 Guidelines for the Management of Patients with ST-Elevation Myocardial Infarction. *J Am Coll Cardiol.* 2008;51:210-247.

Qual estratégia inicial de reperfusão devo iniciar no meu paciente com IAMCSST?

CONCEITO-CHAVE	A estratégia de reperfusão para um infarto agudo do miocárdio com supra de ST (IAMCSST) baseia-se no fato de a ICP estar ou não disponível e nas contraindicações à terapia fibrinolítica.
HISTÓRIA	HDA: Dor torácica retroesternal (aperto, opressão) com irradiação para o braço esquerdo de início súbito, dispneia, sintomas com duração superior a 15 minutos. HPP: Doença arterial coronariana, hipertensão, diabetes, hiperlipidemia. HF: Doença arterial coronariana. HS: Tabagismo, alcoolismo, uso de drogas.
ELETRO-CARDIOGRAMA	Alterações precoces (< = 2 horas): Ondas T hiperagudas, elevação do segmento ST. Alterações tardias (> 2 horas) = Ondas Q.
SÍNTESE	**IAMCSST** = Paciente com diagnóstico definitivo ou suspeito de infarto agudo do miocárdio com supra de ST com duração inferior a 12 horas. Veja o capítulo sobre abordagem inicial do **IAMCSST**. **ICP-90** = **I**ntervenção **C**oronariana **P**ercutânea pode ser realizada em **90** minutos ou menos do momento do primeiro contato médico. **ICP-IND** = **ICP** está **IND**isponível ou não pode ser realizada dentro de 90 minutos após o primeiro contato médico. **ICP** = Encaminhe o paciente para **I**ntervenção **C**oronariana **P**ercutânea imediata. **FIBR** = Terapia **FIBR**inolítica: NÃO administrar a pacientes com contraindicações absolutas (veja a sessão de contraindicações). Opções disponíveis: Estreptoquinase 1,5 milhão de unidades EV por 60 minutos OU Alteplase, 15 mg EV em *bolus*, infusão de 0,75 mg/kg durante 30 min (máximo de 50 mg), depois 0,5 mg/kg (máximo de 35 mg) durante os próximos 60 minutos por um máximo total de 100 mg OU Reteplase, 10 U EV durante 2 minutos, depois de 30 min, administrar 10 U EV durante 2 min OU Tebecteplase, *bolus* EV durante 15 segundos: 30 mg para pesos < 60 kg; 35 mg (60–69 kg); 40 mg (70–79 kg); 45 mg (80–89 kg); 50 mg (> = 90 kg). **TX-PAC** = **T**ransferir o **PAC**iente: Transferir o paciente para um local com cardiologia intervencionista o mais cedo possível para um maior nível de cuidado.
EPIFANIA	**IAMCSST + ICP-90 = ICP** **IAMCSST + ICP-IND = FIBR + TX-PAC**

DISCUSSÃO	Veja o capítulo sobre abordagem inicial do IAMCSST para todos os pacientes. A principal intervenção que altera o desfecho no IAMCSST é a abertura da artéria. Reperfusão mecânica é superior à reperfusão química. Se a ICP tornar-se disponível, esta deve preceder a próxima intervenção a ser realizada, a menos que exista uma circunstância de risco de vida imediato.
PÉROLAS	– ICP comparado à terapia fibrinolítica mostrou melhor sobrevivência e baixas taxas de hemorragia intracraniana e IAM recorrente.
CONTRA-INDICAÇÕES	A terapia fibrinolítica é **absolutamente** contraindicada em pacientes com relato de hemorragia intracraniana prévia, lesão vascular cerebral conhecida/neoplasia intracraniana maligna, AVE isquêmico/trauma craniano fechado ou de face significativos nos últimos três meses, suspeita de dissecção de aorta, sangramento ativo ou diátese hemorrágica.
REFERÊNCIAS	1) Antman EM, *et al.* 2007 Focused Update of the ACC/AHA 2004 Guidelines for the Management of Patients with ST-Elevation Myocardial Infarction. *J Am Coll Cardiol.* 2008;51:210-247. 2) Keeley EC. Primary PCI for Myocardial Infarction with ST-Segment Elevation. *N Engl J Med.* 2007;356:47-54.

Como conduzo um paciente pós-IAM e trato as complicações do IAM?

CONCEITO-CHAVE	Pacientes com IAMCSST podem apresentar uma ampla gama de complicações sérias no intervalo de 24–48 horas.
HISTÓRIA	HDA: Pacientes com IAMCSST submetidos à ICP ou fibrinolítico. HPP/HMP: Angina prévia ou IAM, DAC, intervenções prévias. HS: História de tabagismo, idade avançada > 70 anos. LABS: Elevação de biomarcadores, anormalidade eletrolítica dos marcadores inflamatórios da contagem de miócitos (grandes necroses), eletrólitos para perfusão renal e débito cardíaco.
EXAME FÍSICO	Exame: Impulso sistólico, novos sopros, DVJ, padrão respiratório, pulsos (fraco ou delimitado), atritos, galopes.
IMAGEAMENTO	ECG: Elevações recorrentes do ST, depressão do PR (pericardite?), Arritmias/bloqueios. Eco: Função VE.
SÍNTESE *(Continua)*	**IR** = **I**squemia **R**ecorrente. **TME** = **T**erapia **M**édica **E**scalonada e correção de causas secundárias de isquemia. **BIA** = **B**alão **I**ntra-**A**órtico se instabilidade hemodinâmica/função VE for ruim, ou grande área de miocárdio sob risco. **CAT** = Obtenha um ECG. Se não existir elevação do ST e isquemia não controlada, então encaminhar para **CAT**eterismo; se isquemia controlada, então ICP ou CRVM não urgente. **FIBRIN** = Se elevação do ST, então terapia **FIBRIN**olítica ou ICP com base na disponibilidade/contraindicações. **CPULM** = **C**ongestão **PULM**onar. **FOM** = **F**urosemida 0,5 mg/kg, **O**xigênio e **M**orfina. **NITRO** = **NITRO**glicerina 10–20 mcg/min se PAS > 100. **PRESSOR** = Dopamina, dobutamina – checar a pressão sanguínea e se > 100 e não menos do que 30 abaixo da linha de base, então inicie IECA. PAS > 100, administre nitroglicerina 10–20 mcg/min. PAS 70–100 e sem choque, administre dobutamina 2–20 mcg/kg/min. PAS 70–100 com choque, administrar dopamina 5–15 mcg/kg/min. PAS < 70 com choque, administrar noradrenalina 0,5–30 mcg/min. **HIPO** = **HIPO**volemia/**HIPO**tensão. **F** = **F**luidos. **S** = **S**angue **D** = **D**iuréticos **N** = **N**itratos **BB** = **B**eta**B**loqueadores. **IECA** = **I**nibidores da **ECA** **HTN** = **H**iper**T**e**N**são **BCC** = **B**loqueadores dos **C**anais de **C**álcio. **DIG** = **DIG**oxina. **ASA** = Aspirina/AINES **SWAN** = Posicionar **SWAN**-Ganz e monitorar pressões de encunhamento **ADEN** = **ADEN**osina **CV** = **C**ardio**V**ersão. **CC** = **C**hoque **C**ardiogênico **A** = **A**rritmia **BRAD** = **BRAD**icardia. **ATRO** = **ATRO**pina (cuidado se instável, pode piorar a isquemia com o aumento da FC, marca-passos para bloqueios cardíacos) **TSV** = **T**aquicardia **S**upra**V**entricular **F-TV** = **F**ibrilação, **T**aquicardia **V**entricular.

SÍNTESE *(Continuação*	**MP** = **M**arca-**P**asso **IVD** = **I**nfarto de **VD** **RPM** = **R**uptura de **M**úsculo **P**apilar **CIRUR** = Reparo **CIRÚR**gico urgente **RSV** = **R**uptura de **S**epto **V**entricular **RPLVE** = **R**uptura de **P**arede **L**ivre do **VE** **P** = **P**ericardite.
EPIFANIA	**IR = TME + BIA ± CAT ± FIBRIN** **CPULM = FOM ± NITRO/PRESSOR** **HIPO = F + S + PRESSOR + BIA** **HTN = N + D + BB + IECA** **CC = SWAN + N + PRESSOR + BIA ± FIBRIN ± CAT** **A + BRAD = ATRO** **A + TSV = BB ou DIG ou ADEN ou BCC ou CV** **A + F-TV = TME + CV ou BB ou AMIO ou MP** **IVD = F + PRESSOR** **RPM = BIA + PRESSOR + CIRUR** **RSV = BIA + PRESSOR + CIRUR** **RPLVE = CIRUR** **P = ASA**
DISCUSSÃO	Qualquer sopro sistólico novo após IAM será provavelmente DSV *versus* RM. Risco aumentado de mortalidade, reinfarto, hipertensão, insuficiência cardíaca e ruptura miocárdica associada a AINES (exceto AAS). Evitar betabloqueadores se insuficiência cardíaca, estado de baixo débito, bloqueio cardíaco, asma, doença reativa de via aérea.
PÉROLAS	BIA é utilizado em pacientes com IAMCSST com hipotensão < 90 ou 30 mmHg abaixo da linha de base que não responde a outras intervenções, estado de baixo débito, choque cardiogênico não revertido rapidamente, dor torácica recorrente e instabilidade hemodinâmica/função VE ruim, grande risco miocárdico.
REFERÊNCIAS	1) Antman EM, *et al.* ACC/AHA Guidelines for the Management of Patients with ST Elevation Myocardial Infarction. *Circulation.* 2004 Aug 21;110(9):282-292. 2) Antman EM, *et al.* 2007 Focused Update of the ACC/AHA 2004 Guidelines for the Management of Patients with ST Elevation Myocardial Infarction. *J Am Coll Cardiol.* 2008 Jan 15;51(2):210-247.

Como abordo a angina variante?

CONCEITO-CHAVE	A abordagem da angina variante (AV) baseia-se na modificação dos fatores de risco, terapia medicamentosa para aliviar o vasospasmo coronariano e intervenção coronariana percutânea (ICP) se necessária.
HISTÓRIA	HDA: Início súbito de dor torácica em repouso normalmente ocorrendo de manhã cedo. HPP: Doença arterial coronariana, hipertensão, hiperlipidemia, diabetes, fenômeno de Raynaud. HS: Tabagismo, uso de álcool, uso de cocaína.
ELETRO-CARDIOGRAMA	Elevação do ST com retorno à linha de base após a resolução dos sintomas.
IMAGEAMENTO	**Angiografia coronariana**: A administração de ergonovina pode provocar vasospasmo arterial coronariano, que, na artéria coronariana afetada, irá resultar num aumento inicial do fluxo, seguido por uma queda abrupta do fluxo. Em artérias coronarianas normais, a redução luminal é leve e difusa sem alteração na velocidade do fluxo.
SÍNTESE	**DAC** = **D**oença **A**rterial **C**oronariana. **DILT** = **DILT**iazem 240 mg/dia. **DILT-INEF** = **DILT**iazem é **INEF**icaz. **NIT** = Di**NIT**rato de isossorbida sublingual 5 mg a cada 5 minutos, dose máxima de 15 mg. **ICP** = **I**ntervenção **C**oronariana **P**ercutânea. **MFR** = **M**odificação dos **F**atores de **R**isco: cessação do tabagismo, controle da pressão sanguínea (veja capítulo sobre hipertensão), controle lipídico (veja capítulo sobre manejo do LDL), controle do peso. **ANGVAR** = paciente diagnosticado com **ANG**ina **VAR**iante. **ANGVAR-REF** = **ANG**ina **VAR**iante **REF**ratária ao tratamento medicamentoso.
EPIFANIA	**ANGVAR = MFR + DILT** **ANGVAR + DIL-INEF = NIT** **ANGVAR-REF + DAC = ICP**
DISCUSSÃO	A modificação dos fatores de risco é importante na condução a longo prazo da angina variante. Tabagismo, hipertensão e hiperlipidemia, todos contribuem para a disfunção endotelial, que pode causar vasospasmo coronariano.

CONTRA-INDICAÇÕES	– Betabloqueadores não seletivos, como o propanolol, devem ser evitados em pacientes com AV pois podem, adicionalmente, exacerbar o vasospasmo coronariano. – Aspirina deve ser evitada em pacientes com AV, pois inibe a produção de prostaciclina, um vasodilatador. – ICP é contraindicada em pacientes com um espasmo agudo e doença minimamente obstrutiva.
PÉROLAS	– Pacientes com angina variante recebendo terapia medicamentosa com artérias coronárias próximas ao normal têm uma taxa de sobrevida de 95% em cinco anos. – Pacientes com angina variante recebendo terapia medicamentosa com multiarterial têm uma taxa de sobrevida de 80% em cinco anos.
REFERÊNCIA	1) Anderson JL, *et al.* ACC/AHA 2007 Guidelines on Perioperative Cardiovascular Evaluation and Care for Noncardiac Surgery: Executive Summary. *J Am Coll Cardiol.* 2007;50:e1-e157.

Devo encaminhar meu paciente para ICP ou EPAC?

CONCEITO-CHAVE	Enxerto de Ponte de Artéria Coronária (EPAC) está indicado para doença arterial coronariana severa quando os benefícios da sobrevida e qualidade de vida (sintomas e estado funcional) excedem as consequências e a morbidade da cirurgia.
HISTÓRIA	HDA: Pacientes com doença arterial coronariana (DAC) que necessita de revascularização coronariana. HPP: DAC, hipertensão, hiperlipidemia, diabetes, infarto do miocárdio, angina, insuficiência cardíaca, HMP: EPAC, intervenção coronariana percutânea (angioplastia). HS: Tabagismo, uso de álcool, uso de drogas ilícitas.
ELETRO-CARDIOGRAMA	Elevação do ST, depressão do ST, ondas Q profundas (> 1 mm), progressão lenta da onda R.
IMAGEAMENTO	**Eco de estresse**: Fração de ejeção ventricular esquerda e função basal. **Estudo de perfusão miocárdica por radionuclídeos**: Detectar áreas de defeito de perfusão e isquemia.
SÍNTESE	**EPAC** = Encaminhar o paciente para **EPAC**. **ICP** = Encaminhar o paciente para intervenção coronariana percutânea. **DTE** = **D**oença de **T**ronco **E**squerdo = > 50% de estenose no tronco da artéria coronariana esquerda. **D1V** = **D**oença de **1 V**aso = Estenose > 70% em 1 vaso arterial coronariano, não o vaso arterial coronariano principal esquerdo. **D2V** = **D**oença de **2 V**asos = Estenose > 70% em 2 vasos arteriais coronarianos, não o vaso arterial coronariano principal esquerdo. **D3V** = **D**oença de **3 V**asos = Estenose > 70% em 3 vasos arteriais coronarianos, não o vaso arterial coronariano principal esquerdo. **DAE-PROX** = Estenose de **DAE PROX**imal = Estenose > 70% na artéria descendente anterior esquerda proximal. **DM** = **D**iabetes **M**elito. **ISQ** = **ISQ**uemia em teste não invasivo. **FEVE-50** = **F**ração de **E**jeção **V**entricular **E**squerda < 50%. **AMIE** = **A**rtéria **M**amária **I**nterna **E**squerda.
EPIFANIA	**D1V = ICP** **D2V = ICP** **D2V + DAE-PROX + DM = EPAC** **D2V + FEVE-50 = EPAC** **D2V + ISQ = EPAC** **D3V = EPAC** **DTE = EPAC**
DISCUSSÃO	EPAC é indicado mais que ICP em pacientes com doença de tronco esquerdo e multiarterial com a presença de diabetes, disfunção ventricular esquerda e áreas significativas de isquemia miocárdica. Todos os pacientes irão necessitar de modificação agressiva dos fatores de risco após a intervenção.

CONTRA-INDICAÇÕES	– Não existem estudos comparando a eficácia da EPAC com placebo. – Lesões de tronco coronariano esquerdo são as mais perigosas e tornam-se mais instáveis após o cateterismo cardíaco e não são seguras para angioplastia.
PÉROLAS	– Enxertos usualmente duram 10–15 anos. – EPAC tem-se mostrado com baixas taxas de eventos cardíacos ou cerebrovascular adversos maiores se comparado à ICP em pacientes com doença de tronco esquerdo ou de três vasos. – Pacientes tratados com EPAC *versus* SED apresentam menores taxas de morte ou IAM em doença multiarterial e apresentam baixas taxas de revascularização.
REFERÊNCIAS	1) Hannan EL, *et al.* Drug-Eluting Stents *versus* Coronary-Artery *Bypass*. *N Engl J Med.* 2008;358(4):331-341. 2) Patel MR, *et al.* Appropriateness Criteria for Coronary Revascularization. *Circulation.* 2009;119:1330-1352. 3) Serruys P, *et al.* Percutaneous Coronary Intervention *versus* Coronary Artery *Bypass* Grafting for Severe Coronary Artery Disease. *N Engl J Med.* 2009;360:961-972.

Como determino o local de infarto/lesão ao ECG do IAMCSST?

CONCEITO-CHAVE	É importante entender a localização do infarto e da lesão para auxiliar nas decisões de abordagem. Certas áreas de infarto irão manifestar-se em diferentes derivações no ECG.
HISTÓRIA	O paciente apresenta-se com dor no peito e palpitações.
ELETRO-CARDIOGRAMA	Anterosseptal (V1-3) Anterolateral (V3-6, I, aVL) Lateral (I, aVL, V5,V6) Inferior (II, III, aVF) Posterior (V1-3 imagem em espelho)
SÍNTESE	**IAMCSST** = Elevação do segmento ST. **DS** = **D**epressão do **S**egmento ST. **OTE** = **O**clusão de **T**ronco **E**squerdo. **DAE-D** = **DAE D**istal. **DAE-P** = **DAE P**roximal. **LAT** = **LAT**eral. **POST** = **POST**erior. **CIRC** = **CIRC**unflexa. **CD** = **C**oronária **D**ireita. **Q** = Localização de onda **Q** em pacientes com IAMCSST. **INF** = **INF**erior. **VD** = **V**entricular **D**ireito. **ANT** = **ANT**erior. **AS** = **A**ntero**S**septal.
EPIFANIA	**IAMCSST** **OTE = IAMCSST em aVR, V1, depressão de ST em II, aVF, v–V6** **DAE-D = IAMCSST em V3–V6, II, depressão de ST em aVR** **DAE-P = IAMCSST em aVR, aVL, V1–V4, depressão de ST em II, III, aVF** **LAT = IAMCSST em I, aVL, V5–V6** **POST = DS em V1–V3** **CIRC = IAMCSST em II/III** **CD = IAMCSST em III/II, DS em I, onda T positiva em V4R** **Q/infarto** **INF = Q em II/III/aVF** **VD = Q em V4R–V6R** **ANT = Q em V3–V4** **POST = Q em V1** **AS = Q em V1–V3**

DISCUSSÃO	O conhecimento do suprimento sanguíneo pode auxiliar no diagnóstico: – A DAE irriga a parede anterior e o septo interventricular. – A ACD irriga a parede inferior, o *sinus* e o nodo AV. Oclusão resulta em IAM inferior, bradicardia sinusal e bloqueios cardíacos. Oclusão do tronco coronariano esquerdo leva a IAM anterior, falência de bomba e morte súbita. Oclusão da DAE causa IAM anterior, falência VE, arritmias e bloqueios. Oclusão da circunflexa esquerda leva a infarto lateral.
PÉROLAS	Obter um ECG durante episódios de dor torácica porque os achados podem ser transitórios. A progressão do IAMCSST é de ondas T hiperagudas à elevação do ST a ondas Q anormais à inversão de onda T. Se possível, comparar a ECGs prévios para determinar se as anormalidades são novas ou antigas. Ondas Q podem também ser encontradas em sarcoidose, amiloidose, tumor, esclerodermia e inflamação miocárdica.
REFERÊNCIAS	1) Wellens HJJ, Conover M. *The ECG in Emergency Decision Making.* 2nd Ed. St. Louis, MO: Saunders, Elsevier; 2006. 2) Wagner GS. Marriotts. *Practical Electrocardiography*. 10th Ed. New York, NY: Lippincott Williams and Wilkins; 2000.

Como conduzir um paciente com infarto do miocárdio direito/inferior?

CONCEITO-CHAVE	A abordagem do infarto do miocárdio ventricular direito inclui considerações especiais se comparado ao infarto ventricular esquerdo clássico.
HISTÓRIA	Indigestão, náuseas, vômitos, diaforese, tonteira, dor no peito.
EXAME FÍSICO	Hipotensão, bradicardia, distensão das veias do pescoço/pressão venosa jugular elevada (aumentada durante inspiração), ondas A ou V proeminentes do pulso venoso, campos pulmonares limpos, galope por B3/4 no lado direito, regurgitação tricúspide, pulso paradoxal, choque cardiogênico.
ELETRO-CARDIOGRAMA	Frequentemente existe evidência de infarto do miocárdio de parede inferior no ECG convencional. Obter um ECG do lado direito para avaliar o ventrículo direito. Elevação do ST em II, III, aVF (III > II ver o capítulo sobre "determinar o local do infarto no ECG"). Depressão recíproca de ST em I, aVL. Elevação do ST em V4R–V6R. Bloqueio AV de primeiro ou segundo grau.
IMAGEAMENTO	RX de tórax: Edema pulmonar pode estar ausente. Eco: Regurgitação tricúspide, anormalidades regionais da motilidade da parede VD, VD dilatado, fração de ejeção reduzida. Swan: Pressões atriais direitas elevadas > 10 mmHg, pressões sistólicas pulmonares baixas, baixa pressão encunhada.
SÍNTESE	**IAM-D** = Paciente com diagnóstico definitivo ou suspeito de **I**nfarto do **M**iocárdio ventricular **D**ireito. **IH** = **I**nstabilidade **H**emodinâmica: hipotensão (PA sistólica < 90 mmHg), bradicardia significativa (frequência ventricular < 55 bpm ou períodos de assistolia > 3 segundos), ou evidência de choque (alteração do estado mental ou redução do débito urinário). **EH** = **E**stabilidade **H**emodinâmica: normotenso, *status* mental normal, sem evidência de choque. **ESTAB** = **ESTAB**ilizar. Administar fluidos EV vigorosamente, se hipotenso. Se houver resposta inadequada, iniciar infusão de dopamina a 5 mcg/kg/min e titular até PAM > 60 mmHg. Veja capítulo sobre choque cardiogênico. Para bradicardia, pode tentar atropina 1 mg EV. Frequentemente a dopamina irá aumentar também a frequência cardíaca. Se ainda mantiver bradicardia, pode-se utilizar marca-passo temporário com pás de marca-passo transcutâneo ou marca-passo transvenoso. **IAM-TX** = Ver capítulo sobre IAMCSST para instrução sobre anticoagulação, monitoramento e reperfusão. **MED-TX** = Considerações especiais: betabloqueadores podem ser contraproducentes, pois pioram a bradicardia. Os pacientes são dependentes da pré-carga – nitratos e diuréticos podem causar hipotensão severa, se ventilação mecânica for necessária, uma estratégia com PEEP mais baixa é frequentemente utilizada.

EPIFANIA	**IAM-D + EH = IAM-TX + MED-TX** **IAM-D + IH = ESTAB + IAM-TX + MED-TX**
DISCUSSÃO	Mais de 50% dos pacientes com IAM inferior também apresentam envolvimento do VD; entretanto, somente 10% dos pacientes têm disfunção VD hemodinamicamente significativa. Pacientes irão necessitar de volume para aumentar o enchimento cardíaco esquerdo para restaurar o débito cardíaco e sustentar a perfusão. Bradiarritmias são mais comuns no IAM inferior pelo tônus vagal aumentado e possível envolvimento do nodo SA. O nodo SA é suprido pela ACD.
PÉROLAS	Não administrar nitratos ou diuréticos (irão causar redução da pré-carga e hipotensão adicional). Não confundir apresentação com ICC, se o paciente piorar a hipotensão; então considerar infarto VD. Infarto VD pode ser difícil de distinguir de ICC, EAP e tamponamento.
REFERÊNCIAS	1) Goldstein JÁ. Pathophysiology and Management of Right Heart Ischemia. *J Am Coll Cardio.* 2002;40:841. 2) Isner JM. Right Ventricular Myocardial Infarction. *JAMA.* 1988;259:712. 3) Kinch JW, Ryan TJ. Right Ventricular Infarction. *N Eng J Med.* 1994;330:1211.

Como conduzir um paciente com troponinas elevadas?

CONCEITO-CHAVE	Troponinas (Tc, Ti, Tt) são biomarcadores utilizados para avaliar lesão miocárdica que se tornaram importantes para o diagnóstico de IAM/IAMSSST, quando sintomas e anormalidades eletrocardiográficas são inespecíficos ou ausentes. Troponinas são positivas quando > 0,04; os níveis são indetectáveis na maioria dos sujeitos normais. Tc não é utilizada clinicamente.
HISTÓRIA	HDA: Dor torácica (qualidade, tipo, localização, duração, fatores de agravamento/alívio, intensidade), qualquer infecção viral recente – miocardite, qualquer trauma torácico considerar tamponamento pericárdico, quimioterapia cardiotóxica recente. EF: Avaliar sinais vitais para elevação de temperatura (sepse/SIRS), pressão sanguínea para estado volêmico (mucosas secas, PVJ baixa, PVC baixa), ou emergência hipertensiva com lesão em órgãos-alvo. LABS: Ureia/creatinina para insuficiência renal, hemoglobina para avaliação de anemia ou investigação de sangramento GI, teste urinário para cocaína. HPP/HS: DAC (história de IAM, **EPAC**, angioplastia, angina), ICC (FE previamente baixa, hx de implante de CDI Social: Uso de drogas.
ELETRO-CARDIOGRAMA	ECG: Depressão do ST.
SÍNTESE	**SCA-CLIN** = **SCA CLÍN**ica: paciente que se apresenta com um bom contexto clínico para SCA, *i. e*, história positiva e ECG. **OT-CLIN** = **O**u**T**ra **CLÍN**ica: pacientes que se apresentam com um bom quadro clínico para SCA, mas existem outras condições importantes que podem ter precipitado a apresentação clínica e necessitam ser corrigidas prontamente, p. ex., um sangramento gastrointestinal agudo, anemia severa, taquicardia supraventricular ou ventricular, embolia pulmonar. **NCKMB** = Níveis **N**ormais de **CKMB** fazendo com que se suspeite de um diagnóstico alternativo para o nível elevado de troponina (CKMB normal irá aumentar paralelamente com as troponinas). **ECKMB** = Níveis anormalmente **E**levados de **CKMB**. **TROP-POS** = **TROP**onina **POS**itiva. **SCA** = Provavelmente **SCA** (ver o capítulo sobre SCA para conduta adicional). **NÃO SCA** = Um caso de **NÃO SCA**, com troponinas elevadas provavelmente secundárias a outra condição clínica, como insuficiência cardíaca, sepse, embolia pulmonar. **CARGA-ISQ** = Avaliação de **CARGA ISQ**uêmica deve ser considerada, uma vez que as outras condições clínicas tenham sido diagnosticadas e abordadas apropriadamente.
EPIFANIA	**SCA-CLIN + TROP-POS = SCA** **OT-CLIN + TROP-POS + NCKMB = NÃO SCA** **OT-CLIN + TROP-POS + ECKMB = CARGA-ISQ**

DISCUSSÃO	Troponinas elevadas não são necessariamente decorrentes da SCA. Troponinas podem ser liberadas em condições que causem permeabilidade da membrana/isquemia por demanda (desequilíbrio entre suprimento e demanda de oxigênio). As causas mais comuns em pacientes com angiograma normal incluem taquicardia 28%, pericardite 10%, insuficiência cardíaca 5%, exercício extenuante 10%, e sem evento precipitador claro 47%. Elevações na população normal são raras sem insuficiência renal coexistente, diabetes, HVE e insuficiência cardíaca.
PÉROLAS	Elevações de troponina são inespecíficas em pacientes com baixa probabilidade pré-teste de SCA e, portanto, pode desviar a atenção do problema clínico subjacente. Troponinas são sensíveis para excluir IAMSSST, mas menos específicas para diagnosticar IAMSSST.
REFERÊNCIA	1) Higgins JP, *et al.* Elevation of Cardiac Troponin I Indicates More Than Myocardial Ischemia. *Clin Invest Med.* 2003;26(3):133-147.

Como conduzo um paciente com angina estável crônica?

CONCEITO-CHAVE	Angina é caracterizada por dor torácica causada pela instabilidade de o suprimento de oxigênio atender a demanda. Esta é a manifestação inicial de DAC em aproximadamente 50% dos pacientes.
HISTÓRIA	HDA: O paciente apresenta-se com dor torácica. Graduação da Classificação da Angina pela Sociedade Cardiovascular do Canadá: 1) Sintomas com esforço físico. 2) Leve limitação de atividades ordinárias. 3) Marcada limitação da atividade. 4) Inabilidade de executar uma atividade física. HPP: DAC, IAM, hipertensão, hiperlipidemia. HS: Tabagismo, consumo de álcool. HF: DAC/IAM prematura, DVP/DCV.
ELETRO-CARDIOGRAMA	Depressão do ST, elevações transitórias do ST.
SÍNTESE *(Continua)*	**AEC** = **A**ngina **E**stável **C**rônica: caracterizada pela localização subesternal desencadeada por esforço ou estresse, e aliviado pelo repouso ou nitroglicerina. **CAR** = **C**aracterísticas de **A**lto **R**isco: dor com duração > 20 minutos, idade > 65 anos, alterações do ST e onda T, edema pulmonar, sintomas refratários à terapia. **TCE-POS** = **T**este **C**ardíaco de **E**sforço **POS**itivo: se probabilidade pré-teste moderada para DAC e sintomas estáveis, então teste ECG de estresse. **CAT** = **CAT**eterismo cardíaco. **TCR** = **T**ratar **C**ausas **R**eversíveis, p. ex., hipertensão, hiperlipidemia (LDL alvo < 100), ICC, anemia, hipoxemia, controle de glicose, efeitos colaterais de drogas, doença tireoidiana. Pressõs sanguíneas-alvo: < 140/90 mmHg — A maioria dos adultos com hipertensão. < 130/80 mmHg — Diabetes, doença renal crônica, DAC conhecida, equivalentes de DAC (doença arterial [sopro carotídeo ou angiografia/ultrassonografia carotidiana anormal], AAA & DVP), ou escore de risco de Framingham em 10 anos >/= 10%. < 120/80 mmHg — Disfunção ventricular esquerda (fração de ejeção < 40%). **NTG** = Uso de **N**i**T**ro**G**licerina 0,4 mg SL a cada 5 min x 3 (pode utilizar profilaticamente). **NAP** = Preparações de **N**itrato de **A**ção **P**rolongada. **AAS** = **A**spirina (se sem contraindicações) 81 mg oral uma vez ao dia. **BB** = **B**eta**B**loqueadores (atenolol, metoprolol) para reduzir sintomas (cuidado na angina de Printzmetal).

SÍNTESE (Continuacão	**BCC** = **B**loqueadores dos **C**anais de **C**álcio (anlodipina, nifedipina) para vasodilatação coronariana (indicados para angina de Printzmetal). **IECA** = **I**nibidores da **E**nzima de **C**onversão da **A**ngiotensina = em pacientes com diabetes ou disfunção sistólica do VE, FEVE < 40%. **DIETA** = Modificação da **DIETA** (redução de colesterol, gordura). **EXER** = Programa de **EXER**cício.
EPIFANIA	**AEC = TCR + NTG + NAP + AAS + BB/BCC + IECA + DIETA + EXER** **CAR = CAT** **TCE-POS = CAT**
DISCUSSÃO	DAC significativa é estenose > 70% de uma artéria epicárdica principal ou 50% da DAE. O objetivo do tratamento é reduzir a isquemia e os fatores de risco para doença arterial coronariana. A camada subendocárdica é muito vulnerável à isquemia e recebe sangue durante a diástole. Tratamento medicamentoso auxilia no aumento do suprimento sanguíneo coronariano, reduzindo a demanda miocárdica de oxigênio e estabilização de placas vulneráveis. Pacientes com DAC do tronco principal esquerdo, triarterial ou biarterial com significativa estenose da DAE proximal apresentam uma vantagem na sobrevivência com a revascularização. Pacientes de baixo risco com angina estável crônica devem ser tratados com terapia medicamentosa antes de qualquer intervenção.
PÉROLAS	Nitroglicerina deve ser renovada a cada 3-6 meses; deixe intervalos de 8-10 horas para evitar tolerância. Intervenção coronariana percutânea fornece melhor alívio sintomático do que a terapia medicamentosa, mas não reduz o risco futuro de IAM ou morte.
REFERÊNCIAS	1) Gibbons RJ, *et al.* ACC/AHA 2002 Guideline Update for the Management of Patients with Chronic Stable Angina. *Circulation*. 2002. 2) Rosendorff C, *et al.* Treatment of Hypertension in the Prevention and Management of Ischemic Heart Disease. *Circulation*. 2007;115(21):2761-2788.

Nosso paciente deve ter posicionado um balão de contrapulsação intra-aórtica?

CONCEITO-CHAVE	Balão de contrapulsação intra-aórtico (BIA) é uma técnica de assistência circulatória com utilização em certos contextos clínicos.
HISTÓRIA	O paciente apresenta-se com SCA e deve ter características de alto risco: idade > 70 anos, FE < 45, resultados de ICP subótimos, presença de arritmias, doença de três vasos, instabilidade hemodinâmica.
EXAME FÍSICO	CV: Hipotensão, pulsos fracos e reduzidos, sopros de RM/EA Resp: Estertores pulmonares.
ELETRO-CARDIOGRAMA	O paciente apresenta taquicardia/fibrilação ventricular que cause instabilidade hemodinâmica?
IMAGEAMENTO	ECO: Determina se existe regurgitação mitral (ruptura de músculo papilar ou ruptura de septo ventricular. Determina se a FEVE está reduzida ou choque cardiogênico. RX de tórax: Congestão pulmonar
SÍNTESE	**BIA** = Indicar balão de contrapulsação intra-aórtico (**BIA**) **CI-BIA** = **C**ontra**I**ndicação a **B**alão **I**ntra-**A**órtico. 1) RA ou *shunt* AV. 2) AAA ou dissecção aórtica. 3) Sepse. 4) Distúrbio hemorrágico. 5) DVP bilateral/enxertos de *bypass* femoropoplíteo. **SEM CI-BIA** = **SEM CI-BIA**. **CHOQUE-CG** = **CHOQUE** **C**ardio**G**ênico (PAS < 90 mmHg ou 30 mmHg abaixo da linha de base) irresponsível a pressores/inotrópicos. **SUP-AR** = **SUP**orte para **A**lto **R**isco cateterismo/intervenção coronariana percutânea/cirurgia cardíaca. **SCA-ISQ SEV** = Pacientes com **SCA** (AI/IAMSSST/IAMCSST) com **ISQ**uemia **SEV**era persistente apesar da terapia medicamentosa intensiva. **IAM-AR** = Pacientes com **I**nfarto **A**gudo do **M**iocárdio que se apresentam severamente doentes e, portanto, em **A**lto **R**isco e que são submetidos à revascularização miocárdica aguda (cateterismo cardíaco, intervenção coronariana percutânea, revascularização cirúrgica). **IAM-COMEC** = **I**nfarto **A**gudo do **M**iocárdio com **CO**mplicações **MEC**ânicas (defeito septal ventricular, ruptura de músculo papilar/regurgitação mitral severa). **AN-IC-AV REFRAT** = Pacientes com **AN**gina/**I**nsuficiência **C**ardíaca/**A**rritmias **V**entriculares **REFRAT**árias, apesar da terapia medicamentosa. **DES-BCP** = Pacientes que necessitem de assistência no **DES**mame do ***B**ypass* **C**ardio**P**ulmonar.

E EPIFANIA	**CHOQUE-CG + SEM CI-BIA = BIA** **SUP-AR + SEM CI-BIA = BIA** **SCA-ISQ SEV + SEM CI-BIA = BIA** **IAM-AR + SEM CI-BIA = BIA** **IAM-COMEC + SEM CI-BIA = BIA** **AN-IC-AV REFRAT + SEM CI-BIA = BIA** **DES-BCP + SEM CI-BIA = BIA**
DISCUSSÃO	Durante a diástole, o sangue é deslocado para a aorta proximal pela inflação para auxiliar o fluxo sanguíneo coronariano. Durante a sístole, a pós-carga e o consumo miocárdico de oxigênio estão reduzidos pelo efeito de vácuo criado pela deflação.
PÉROLAS	A utilização de BIA é benéfica para suporte e estabilização hemodinâmica durante angiografia e revascularização de alto risco. Notar: os fatores que podem aumentar a taxa de complicação incluem DVP, idade > 70 anos, sexo feminino, diabetes/HTN, suporte prolongado, cateteres grandes/área de superfície corporal grande. Complicações incluem isquemia do membro, sangramento, vazamento do balão, falência do BIA, dissecção arterial.
REFERÊNCIAS	1) Stone GW, *et al.* Contemporary Utilization and Outcomes of Intra-aortic Balloon Counterpulsation in Acute Myocardial Infarction: The Benchmark Registry. *J Am Coll Cardiol.* 2003;41:1940-1945. 2) Antman EM, *et al.* 2007 Focused Update of the ACC/AHA 2004 Guidelines for the Management of Patients With ST-Elevation Myocardial Infarction. *J Am Coll Cardiol.* 2008;51;210-247. 3) Wright RS, *et al.* 2011 ACCF/AHA Focused Update of the Guidelines for the Management of Patients with Unstable Angina/Non-ST-Elevation Myocardial Infarction. *Circulation.* 2011;2022-2060.

Como conduzir um paciente que se apresenta com dor torácica induzida por cocaína?

CONCEITO-CHAVE	Cocaína é uma droga ilícita que causa isquemia miocárdica através de espasmo arterial coronariano.
HISTÓRIA	HDA: O paciente apresenta-se com dor torácica, palpitações, dispneia, ansiedade. HS: Uso de drogas, tabagismo, alcoolismo. LABS: Avaliação de droga na urina positiva para cocaína, biomarcadores cardíacos positivos.
EXAME FÍSICO	Pressão sanguínea elevada, taquicardia.
ELETRO-CARDIOGRAMA	Elevação do ST, QRS alargado, prolongamento QT-c.
SÍNTESE	**DTIC** = **D**or **T**orácica **I**nduzida por **C**ocaína. **T1L** = **T**erapia de **PRIMEIRA L**inha: aspirina, nitroglicerina, oxigênio (veja capítulo sobre AI/IAMSSST) e adicionalmente administre lorazepam 1 mg EV a cada 5 minutos (máx. 8 mg); ou dizepam 5-10 mg EV, então 5 mg EV a cada 20 minutos (máx. 20 mg). **T2L** = **T**erapia de **SEGUNDA L**inha: fentolamina (1 mg EV, depois 2,5 mg EV a cada 15 minutos até que a pressão sanguínea esteja controlada) ou verapamil 2,5 mg EV durante 2 minutos; se não houver resposta, administrar 5 mg a cada 20 minutos (máx. de 20 mg no total). **ICP** = Encaminhar para **I**ntervenção **C**oronariana **P**ercutânea. **NÃO ICP** = Recursos de **ICP NÃO** disponíveis. **TL** = Administrar **T**romboL**í**ticos se não existirem contraindicações (veja capítulo sobre IAMCSST). **DTC** = **D**or **T**orácica **C**ontínua. **IAMCSST** = **I**nfarto **A**gudo do **M**iocárdio **C**om **S**upra de **ST** (veja capítulo sobre **IAMCSST**).
EPIFANIA	**Passos para abordagem do paciente com dor torácica induzida por cocaína:** **1) DTIC = T1L** **2) T1L + DTC = T2L** **3) T2L + DTC = ICP** **T2L + IAMCSST = ICP** **T2L + IAMCSST + NÃO ICP = TL**
DISCUSSÃO	Os efeitos tóxicos da cocaína são causados pela inibição da recaptura da norepinefrina. A isquemia miocárdica ocorre pelo abuso de cocaína através do vasospasmo da artéria coronariana. Benzodiazepínicos reduzem os efeitos estimulatórios centrais da cocaína e reduzem toxidade cardíaca. A fentolamina neutraliza os efeitos alfa-adrenérgicos, e bloqueadores dos canais de cálcio são utilizados para neutralizar o vasospasmo. A cessação do uso da cocaína deve ser orientada, e dor torácica recorrente ou IAM são menos comuns após descontinuação.

CONTRA-INDICAÇÕES	– Betabloqueadores devem ser evitados em virtude do risco de exacerbar o efeito de vasospasmo coronariano pela cocaína. Se o betabloqueador for necessário, utilizar com cautela, e use labetalol ou carvedilol pelo seu efeito de bloqueio alfa.
PÉROLAS	– Se a decisão for implantar um *stent*, o de metal nu é preferível. – A maioria dos infartos do miocárdio induzidos por cocaína ocorrem nas primeiras 24 horas de uso. – A utilização concomitante de cigarros com cocaína pode exacerbar a vasoconstrição arterial coronariana e aumento adicional na demanda miocárdica de oxigênio. – Ingestão de etanol com cocaína produz o metabólito cocaetilene, que bloqueia a reutilização da dopamina na fenda sináptica e potencializa os efeitos tóxicos da cocaína.
REFERÊNCIAS	1) McCord J, *et al.* Management of Cocaine-Associated Chest Pain and Myocardial Infarction. *Circulation.* 2008;117:1897-1907. 2) Lange RA, *et al.* Cardiovascular Complications of Cocaine Use. *N Engl J Med.* 2001;345:351-358. 3) Hollander JE, *et al.* Management of Cocaine Associated Myocardial Ischemia. *N Engl J Med.* 1995;333:1267-1272.

SEÇÃO III

DOENÇA VALVULAR

Meu paciente com estenose aórtica necessita de cirurgia?

CONCEITO-CHAVE	A decisão de encaminhar um paciente com estenose aórtica (EA) para cirurgia baseia-se na presença de sintomas, severidade da EA, função ventricular esquerda e se este necessita de outras cirurgias envolvendo o coração.
HISTÓRIA	HDA: Dispneia aos esforços, angina, síncope ou ortopneia. Alguns pacientes ajustam seu estilo de vida inconscientemente para evitar o esforço. HPP: Hipertensão, doença arterial coronariana, febre reumática/doença cardíaca, hiperlipidemia. HMP: Troca valvar, toracotomia prévia. HF: Válvula aórtica bicúspide congênita.
EXAME FÍSICO	Sopro sistólico de ejeção com pico mesotardio com irradiação para as carótidas, desdobramento paradoxal de B2, impulso carotídeo diminuído, evidência de insuficiência cardíaca (PVJ elevada, estertores, B3, edema periférico).
ELETRO-CARDIOGRAMA	Hipertrofia ventricular esquerda com padrão de sobrecarga, desvio do eixo para esquerda.
IMAGEAMENTO	**Eco**: Avaliar área valvar aórtica, pressão através da válvula aórtica, morfologia (p. ex.: Calcificada ou bicúspide). Avaliar tamanho ventricular esquerdo e função.
SÍNTESE	**SINT** = **SINT**omático (veja HDA). **ASSINT** = **ASSINT**omático. **CIRCAR** = O Paciente é submetido à **CIR**urgia **CAR**díaca por motivos outros que a estenose aórtica (ex. EPAC). **EAoMOD** = **E**stenose **Ao**rtica **MOD**erada pela ecocardiografia. **EAoSEV** = **E**stenose **Aó**rtica **SEV**era pela ecocardiografia. **DSVE** = **D**isfunção **S**istólica **V**entricular **E**squerda com fração de ejeção < 0,50. **ACOMPANHAMENTO** = **ACOMPANHAMENTO** clínico e ecocardiograma anual ou assim que os sintomas se desenvolvam. Se o paciente apresentar estenose aórtica grave, um acompanhamento deve ser realizado muito de perto e deve-se considerar a solicitação de teste de estresse para objetivamente determinar se o paciente é genuinamente assintomático. **EAoGB** = **E**stenose **Aó**rtica com **G**radiente **B**aixo. Se a função VE for baixa, é possível que o VE não consiga gerar pressão suficiente para revelar um gradiente verdadeiramente severo através da válvula aórtica. Considerar eco com dobutamina para realçar a função VE. Se a função VE melhorar significativamente, e estenose aórtica severa for vista, encaminhar para TVAo. **TVAo** = Encaminhar para **T**roca **V**alvar **Aó**rtica. Se o paciente for ser submetido à cirurgia cardíaca por outros motivos, TVAo é realizada no mesmo momento para reduzir o risco peroperatório e necessidade de repetir a toracotomia.

EPIFANIA	**EAoMOD + ASSINT = ACOMPANHAMENTO** **EAoMOD + ASSINT + CIRCAR = TVAo** **EAoMOD + SINT = TVAo** **EAoMOD + DSVE = EAoGB** **EAoSEV + ASSINT = ACOMPANHAMENTO** **EAoSEV + ASSINT + CIRCAR = TVAo** **EAoSEV + ASSINT + DSVE = TVAo** **EAoSEV + SINT = TVAo**
DISCUSSÃO	Em pacientes com estenose aórtica sintomática severa a taxa de sobrevida é de dois a três anos, a menos que a TVAo seja realizada.
CONTRA-INDICAÇÕES	– A causa mais comum de morte em doença valvar assintomática é a cirurgia! Cuidado na consideração de determinar se os sintomas são genuinamente presentes e na decisão de quando é o melhor momento para a cirurgia.
PÉROLAS	– 1,0–2,0% da população nascem com uma válvula aórtica bicúspide. – TVA é menos benéfica em pacientes em que a baixa fração de ejeção é causada por contratilidade deprimida se comparada à pós-carga aumentada. Função ventricular esquerda pode ser avaliada com um ecocardiograma com dobutamina, que irá excluir a possibilidade de pseudoestenose aórtica. – Regurgitação aórtica leve está presente em 80% dos pacientes com EAo.
REFERÊNCIAS	1) Bonow RO *et al.* ACC/AHA Guidelines for the Management of Patients with Valvular Heart Disease. *J Am Coll Cardiol.* 2006;48:e1-e148. 2) Carabello BA. Clinical practice: aortic stenosis. *N Engl J Med.* 2002;346:677-682.

Meu paciente com regurgitação aórtica necessita de cirurgia?

CONCEITO-CHAVE	A decisão de encaminhar um paciente com regurgitação aórtica (RA) para cirurgia é com base nos sintomas, severidade da RA, função ventricular esquerda e quando ele necessita de outras cirurgias envolvendo o coração.
HISTÓRIA	HDA: Dispneia aos esforços, angina, síncope ou ortopneia. HPP: Dissecção aórtica, endocardite bacteriana, hipertensão, doença cardíaca reumática.
EXAME FÍSICO	Pulso de Corrigan, sopro diastólico decrescendo, ruído apical médio-diastólico (sopro de Austin Flint).
ELETRO-CARDIOGRAMA	Hipertrofia ventricular esquerda.
IMAGEAMENTO	**Eco**: Avaliar a estrutura valvar aórtica, qualquer evidência de estenose concomitante, graduar a severidade da regurgitação. Avaliar função e tamanho do ventrículo esquerdo.
SÍNTESE	**SINT** = **SINT**omático (veja HDA) **ASSINT** = **ASSINT**omático **CIRCAR** = Paciente é encaminhado à **CIR**urgia **CAR**díaca por motivos outros além da regurgitação aórtica (p. ex.: EPAC). **RA-MOD** = **R**egurgitação **A**órtica **MOD**erada pela ecocardiografia. **RA-SEV** = **R**egurgitação **A**órtica **SEV**era pela ecocardiografia. **DSVE** = **D**isfunção **S**istólica **V**entricular **E**squerda com fração de ejeção < 0,50. **INFEC** = **INFEC**ção: Regurgitação aórtica severa resultante de endocardite infecciosa. Isto pode ser particularmente devastador, quando a regurgitação aórtica for aguda. Infecções frequentemente não são tratadas com medicamentos com sucesso, e a resolução da infecção não irá restaurar a competência da válvula. **ACOMPANHAMENTO** = **ACOMPANHAMENTO** clínico e ecocardiograma anual ou tão logo se desenvolvam sintomas. Se o paciente apresentar regurgitação aórtica severa, acompanhamento deve ser realizado de perto, e consideração deve ser dada para o teste de estresse por exercício para objetivamente determinar se o paciente é genuinamente sintomático. **TVAo** = Encaminhar para **T**roca **V**alvar **Aó**rtica. Se o paciente for submetido à cirurgia cardíaca por outros motivos, a TVAo é realizada no mesmo momento para reduzir o risco perioperatório e necessidade de toracotomia de repetição.

E EPIFANIA	**RA-MOD + ASSINT = ACOMPANHAMENTO** **RA-MOD + ASSINT + CIRCAR = TVAo** **RA-MOD + SINT = TVAo** **RA-SEV + ASSINT = ACOMPANHAMENTO** **RA-SEV + ASSINT + CIRCAR = TVAo** **RA-SEV + ASSINT + DSVE = TVAo** **RA-SEV + INFEC = TVAo** **RA-SEV + SINT = TVAo**
DISCUSSÃO	Pacientes com regurgitação aórtica severa determinada pelo ecocardiograma deve ser encaminhado para troca valvar aórtica se for sintomático ou apresentar evidência de remodelamento estrutural que levará à insuficiência cardíaca.
CONTRA-INDICAÇÕES	– A causa mais comum de morte em doença valvar assintomática é a cirurgia! Use consideração cuidadosa na determinação se os sintomas forem genuinamente presentes e na decisão do momento para a cirurgia.
PÉROLAS	– TVAo é associada a uma taxa de mortalidade de 4% quando realizada isoladamente e 7% quando realizada juntamente a EPAC. – Desfechos para TVAo são melhores em pacientes com diâmetro sistólico final do ventrículo esquerdo < 55 mm e uma fração de ejeção ventricular esquerda > 55%.
REFERÊNCIAS	1) Bonow RO *et al.* ACC/AHA Guidelines fot the Management of Patients with Valvular Heart Disease. *J Am Coll Cardiol.* 2006;48:e1-e148. 2) Enriquez-Sarano M *et al.* Clinical practice. Aortic regurgitation. *N Engl J Med.* 2004;351:1539-1546. 3) Bekeredjian R *et al.* Valvular Heart Disease: Aortic Regurgitation. *Circulation.* 2005;112:125-134.

Meu paciente com estenose mitral necessita de cirurgia?

CONCEITO-CHAVE	A decisão de encaminhar um paciente com estenose mitral para cirurgia ou intervenção percutânea baseia-se na morfologia da válvula, grau de estenose, sintomas, trombo atrial esquerdo e regurgitação mitral concomitante.
HISTÓRIA	HDA: Dispneia aos esforços, dor torácica, fibrilação atrial ou evento tromboembólico. HPP: Doença cardíaca reumática.
EXAME FÍSICO	Estalido de abertura, B1 acentuada, ruído mesodiastólico decrescente, impulso ventricular direito, impulso apical diminuído.
ELETRO-CARDIOGRAMA	Aumento atrial esquerdo, hipertrofia ventricular direita ou fibrilação atrial.
IMAGEAMENTO	ECO: Abaulamento do folheto anterior da válvula mitral (VM), folheto anterior da VM com aparência de "taco de hockey", imobilidade do folheto posterior da VA, calcificação anular da VM, espessamento do folheto da VM. Raios X: Aumento atrial esquerdo, calcificação anular da VM, aumento da artéria pulmonar.
SÍNTESE	**EM-ECO** = **E**stenose **M**itral moderada (gradiente médio 5–10 mmHg, pressão sistólica da artéria pulmonar (PSAP) 30–50 mmHg, área valvar 1–1,5 cm^2) ou severa (gradiente médio > 10 mmHg, PSAP > 10 mmHg, área valvar < 1 cm^2) ao **ECO**cardiograma. **VPCBVM** = **V**alvotomia **P**er**C**utânea por **B**alão da **V**álvula **M**itral. **MFVM** = **M**orfologia **F**avorável da **V**álvula **M**itral para VPCBVM. **MDVM** = **M**orfologia **D**esfavorável da **V**álvula **M**itral para VPCBVM. **TVM** = Encaminhar o paciente para reparo/**T**roca da **V**álvula **M**itral. **TAE** = **T**rombo **A**trial **E**squerdo. **RMMS** = **R**egurgitação **M**itral **M**oderada ou **S**evera. **SINT** = **SINT**omas de dispneia aos esforços ou em repouso. Limitação na realização de atividades ordinárias. **HTNP** = Hipertensão pulmonar (pressão sistólica da artéria pulmonar > 50 mmHg). **ASSINT** = Sem sintomas na apresentação ou condições concomitantes. **MED** = Avaliação precoce com história, exame físico, raios X de tórax e eletrocardiograma. Ecocardiograma precoce na estenose mitral severa ou paciente com alterações clínicas.

E EPIFANIA	**EM-ECO + MFVM + SINT = VPCBVM** **EM-ECO + MFVM + HTNP = VPCBVM** **EM-ECO + MDVM = TVM** **EM-ECO + TAE = TVM** **EM-ECO + RMMS = TVM** **EM-ECO + ASSINT = MED**
DISCUSSÃO	Valvulotomia percutânea por balão da válvula mitral é a intervenção preferencial em pacientes com estenose mitral de moderada a grave com morfologia favorável da válvula que são sintomáticos ou apresentam hipertensão pulmonar.
CONTRA-INDICAÇÕES	– VPCBVM não deve ser realizada em pacientes com regurgitação mitral de moderada a grave (tornam o sintoma pior) ou presença de trombo atrial esquerdo (pode embolizar e formar trombos sistematicamente).
PÉROLAS	– Na presença de calcificação significativa, fibrose e fusão subvalvular dos folhetos da VM, VPCBVM menos provavelmente terá sucesso, e TVM é a intervenção preferencial.
REFERÊNCIAS	1) Bonow RO *et al.* ACC/AHA 2008 Update of Valvular Heart Disease. *J Am Coll Cardiol.* 2006;48:e1-e148. 2) Carabello BA. Modern Management of Mitral Stenosis. *Circulation.* 2005;112:432-437.

Meu paciente com regurgitação mitral necessita de cirurgia?

CONCEITO-CHAVE	A decisão sobre intervenção cirúrgica em um paciente com regurgitação mitral baseia-se na sintomatologia e grau de disfunção ventricular esquerda (VE).
HISTÓRIA	HDA: Sintomas de dispneia, intolerância ao exercício ou fadiga. HPP: Prolapso valvar mitral, doença arterial coronariana, doença cardíaca reumática, doença vascular do colágeno.
EXAME FÍSICO	Sopro holossistólico apical com irradiação para a axila, impulso apical deslocado.
ELETRO-CARDIOGRAMA	Aumento atrial esquerdo (AE) e VE.
IMAGEAMENTO	ECO: Aumento AE e VE; fração de ejeção VE < 0,6. Calcificação anular mitral ou do folheto. Raios X: Aumento AE e VE, edema pulmonar, vascularização pulmonar aumentada.
SÍNTESE	**RMS-ECO** = **R**egurgitação **M**itral **S**evera ao **ECO**: AE e VE dilatados; volume regurgitante > = 60 mL/batimento, fração regurgitante > = 50%, orifício regurgitante > = 40 cm^2, folhetos anormalmente frouxos. **TRVM** = Encaminhar para **T**roca/**R**eparo da **V**álvula **M**itral. **MED** = Continuar com a terapia medicamentosa do paciente e acompanhamento anual ou tão logo os sintomas se desenvolvam. **ASSINT** = Sem sintomas na apresentação. **SINT** = **SINT**omas de dispneia, intolerância ao exercício ou fadiga. **DSVE** = Fração de ejeção ventricular esquerda < 0,60. **DSF** = **D**iâmetro **S**istólico **F**inal > = 40 mm. **FA** = **F**ibrilação **A**trial (**FA**) de início recente. **HTNP** = **H**iper**T**e**N**são **P**ulmonar: pressão sistólica da artéria pulmonar > 50 mmHg em repouso ou > 60 mmHg no esforço.
EPIFANIA	**RMS-ECO + SINT = TRVM** **RMS-ECO + DSVE = TRVM** **RMS-ECO + DSF = TRVM** **RMS-ECO + FA = TRVM** **RMS-ECO + HTNP = TRVM** **RMS-ECO + ASSINT = MED**
DISCUSSÃO	Pacientes com regurgitação mitral severa determinada pelo ecocardiograma devem ser encaminhados para troca ou reparo valvar mitral se eles forem sintomáticos, apresentar evidência de dilatação ou disfunção ventricular esquerda, apresentar hipertensão pulmonar ou desenvolver fibrilação atrial.

CONTRA-INDICAÇÕES	– Cirurgia valvar mitral não está indicada para pacientes assintomáticos com regurgitação mitral e função VE preservada, onde exista dúvida significativa da boa viabilidade dos reparos.
PÉROLAS	– Reparo valvar mitral quando comparado à troca valvar mitral tem sido demonstrado como tendo uma menor taxa de mortalidade e melhor sobrevida a longo prazo, e este é preferido, se viável.
REFERÊNCIAS	1) Bonow RO *et al.* Guideline Update of Valvular Heart Disease. *J Am Coll Cardiol.* 2006;48:e1-e148. 2) Foster E. Mitral Regurgitation Due to Regenerative Mitral Valve Disease. *N Engl J Med.* 2010;363:156-165. 3) Carabello BA. The Current Therapy for Mitral Regurgitation. *J Am Coll Cardiol.* 2008;52:319-326.

Como conduzo minha paciente gestante com estenose mitral?

CONCEITO-CHAVE	A condução das pacientes gestantes com estenose mitral (EM) é com base na presença de sintomas, nas características morfológicas da válvula mitral. O tratamento de uma mulher gestante com EM limita-se àquelas que são sintomáticas.
HISTÓRIA	HDA: Dispneia aos esforços, dor torácica, fibrilação atrial ou evento tromboembólico. HPP: Doença cardíaca reumática.
EXAME FÍSICO	Estalido de abertura, B1 acentuado, ruído mesodiastólico de baixa frequência, elevação ventricular direita, impulso apical diminuído.
ELETRO-CARDIOGRAMA	Aumento atrial esquerdo, hipertrofia ventricular direita ou fibrilação atrial.
IMAGEAMENTO	ECO: Abaulamento do folheto anterior da válvula mitral (VM), folheto anterior da VM com aspecto de "taco de hockey", imobilidade do folheto posterior da VM, calcificação anular da VM, espessamento do folheto da VM. Raios X: Aumento atrial esquerdo, calcificação do anel da válvula mitral, aumento da artéria pulmonar.
SÍNTESE	**GEST-EM** = Paciente **GEST**ante com **E**stenose **M**itral documentada. **SINT** = **SINT**omas de dispneia aos esforços ou em repouso, limitação na realização de atividades ordinárias, ortopneia, ou edema pulmonar irresponsivo ao tratamento medicamentoso. **ASSINT** = O paciente é **ASSINT**omático. **MED-TX** = Tratamento clínico com furosemida 80 mg/dia e metoprolol 25 mg/dia. **VMPCB** = Encaminhar o paciente para **V**alvuloplastia **M**itral **P**er**C**utânea por **B**alão. **CIRUR** = Encaminhar o paciente para **CIRUR**gia tanto a de reparo valvar quanto a troca da válvula. **MDES** = Morfologia valvar **M**itral **DES**favorável à VMPCB.
EPIFANIA	**GEST-EM + ASSINT = MED-TX** **GEST-EM + SINT = VMPCB** **GEST-EM + SINT + MDES = CIRUR**
DISCUSSÃO	Pacientes com EM grave que são sintomáticas antes da concepção não irão tolerar a sobrecarga hemodinâmica da gestação e devem ser consideradas para VMPCB, se a morfologia valvar for favorável, antes da concepção.

CONTRA-INDICAÇÕES	- VMPCB não deve ser realizada em pacientes com regurgitação mitral moderada a grave ou na presença de trombo atrial esquerdo.
PÉROLAS	- Mulheres grávidas com estenose mitral desenvolvem sintomas mais comumente no segundo e terceiro trimestres. - Em pacientes com morfologia favorável para VMPCB, este tem-se associado a uma baixa taxa de mortalidades fetal e neonatal, se comparado à troca ou reparo da válvula mitral.
REFERÊNCIA	1) Bonow RO *et al.* 2008 ACC/AHA Guideline Update on Valvular Heart Disease. *J Am Coll Cardiol.* 2006;48:e1-e148.

Meu paciente com regurgitação tricúspide necessita de cirurgia?

CONCEITO-CHAVE	A decisão de encaminhar um paciente com regurgitação tricúspide (RT) para cirurgia baseia-se nos sintomas e morfologia valvar tricúspide coexistente.
HISTÓRIA	HDA: Paciente apresenta-se com palpitações, edema e falta de ar. HPP: Doença cardíaca reumática, endocardite infecciosa, Síndrome de Marfan, anomalia de Ebstein (válvula tricúspide com forma de funil). HMP: Biópsia endomiocárdica, terapia por radiação.
EXAME FÍSICO	Sopro holossistólico, melhor audível na borda médio-esternal direita, elevação ventricular direita (presente na palpação do bordo esternal esquerdo), distensão venosa jugular, ascite, hepatomegalia.
ELETRO-CARDIOGRAMA	Alterações inespecíficas das ondas ST-T.
IMAGEAMENTO	ECO: Átrio e ventrículo direito dilatados, anel tricúspide dilatado, comprimento da vena contracta > 0,7 cm e reversão do fluxo sistólico nas veias hepáticas. Raios X: Aumento atrial direito, veia ázigo proeminente, efusão pleural.
SÍNTESE	**RT-S** = **R**egurgitação **T**ricúspide **S**evera (com comprometimento da *vena contracta* > 0,7 cm e reversão do fluxo sistólico nas veias hepáticas). **DVM** = **D**oença **V**alvar **M**itral necessitando de cirurgia. **SINT** = Paciente com **SINT**omas de dispneia, palpitações, fadiga ou fraqueza. **FVT-AN** = **F**olhetos da **V**álvula **T**ricúspide **AN**ormais não passíveis de anuloplastia ou reparo. **MED-TX** = Tratamento clínico com ecocardiograma anualmente ou logo que se desenvolvam sintomas. **CIRUR-T** = Encaminhar o paciente para reparo **CIRÚR**gico ou troca da válvula **T**ricúspide.
EPIFANIA	**RT-S = MED-TX** **RT-S + SINT = CIRUR-T** **RT-S + DVM = CIRUR-T** **RT-S + FVT-AN = CIRUR-T**
DISCUSSÃO	Em pacientes com morfologia do folheto valvar tricúspide favorável ao reparo, ele é preferido em virtude da facilidade do procedimento e período de recuperação mais rápido; entretanto, o reparo está associado a uma maior taxa de RT recorrente.

CONTRA-INDICAÇÕES	Troca ou anuloplastia da válvula tricúspide não está indicada em pacientes assintomáticos com RT em que a pressão sistólica na artéria pulmonar é menor do que 60 mmHg na presença de uma VM normal.
PÉROLAS	- As taxas de mortalidade operatória para pacientes com RT submetidos a reparo valvar tricúspide com cirurgia concomitante sobre outra válvula varia de 6-14%. - Em pacientes com RT sintomática, a cirurgia deve ser realizada antes do desenvolvimento de uma área ventricular direita sistólica final > = 20 cm^2 ou anemia com hemoglobina < = 11,3 g/dL, uma vez que estes se associam a uma maior taxa de eventos.
REFERÊNCIA	1) Bonow RO *et al.* ACC/AHA 2008 Guideline Update on Valvular Heart Disease: Focused Update on Infective Endocarditis. *J Am Coll Cardiol.* 2006;48:e1-e148.

Meu paciente tem endocardite?

CONCEITO-CHAVE	O diagnóstico de endocardite baseia-se na presença de critérios maiores e menores de Duke.
HISTÓRIA	HDA: Sintomas de febre e/ou sopro de início recente. HPP: Doença cardíaca congênita, endocardite infecciosa prévia, prolapso valvar mitral. HMP: Válvula cardíaca mecânica. HS: Uso de drogas EV.
EXAME FÍSICO	Sopro de regurgitação valvular de início recente, hemorragia subungueal, petéquias conjuntivais, lesões de Janeway, nódulo de Osler, manchas de Roth.
IMAGEAMENTO	ECO: Massa intracardíaca ecogênica oscilante, abscesso perianular, deiscência da VCM.
SÍNTESE	**Critérios de Duke** **MAIOR** = Critérios **MAIOR**ES são (1) duas hemoculturas distintas positivas para endocardite infecciosa (*Staphylococcus aureus, Streptococcus viridans*, HACEK ou *Streptococcus bovis*); (2) envolvimento endocárdico (ecocardiograma ou sopro recente de regurgitação valvular). **MENOR** = Os critérios **MENOR**ES são: (1) febre; (2) predisposição (uso de drogas EV, condição cardíaca); (3) fenômenos vasculares (embolismo arterial, lesão de Janeway, hemorragia conjuntival ou êmbolo pulmonar séptico); (4) fenômeno imunológico (manchas de Roth, nódulos de Osler, glomerulonefrite ou fator reumático); (5) evidência microbiológica (hemocultura positiva sem preencher o critério maior). **1MAIOR** = O paciente tem 1 critério maior de Duke. **2MAIORES** = O paciente tem ambos os critérios maiores de Duke. **3MENORES** = O paciente tem 3 ou 4 critérios menores de Duke. **5MENORES** = O paciente tem 5 critérios menores de Duke. **EC** = O paciente apresenta **E**ndo**C**ardite com base nos critérios de Duke.
EPIFANIA	**2MAIORES = EC** **1MAIOR + 3 MENORES = EC** **5MENORES = EC**

DISCUSSÃO	Os critérios de Duke são uma coleção de critérios maiores e menores que se baseiam nos achados ao exame físico, imagem e achados microbiológicos. Um paciente com 2 critérios maiores, 1 maior e 3 menores, ou 5 menores é diagnóstico para endocardite.
PÉROLAS	- ETT ou ETE podem produzir resultados falso-negativos, se as vegetações forem pequenas ou já tiverem embolizado. - *Staphylococcus aureus* é a causa mais comum de endocardite infecciosa.
REFERÊNCIAS	1) Baddour LM *et al.* Infective Endocarditis. *Circulation.* 2005;111:e394-e434. 2) Mylonakis E *et al.* Infective Endocarditis in Adults. *N Engl J Med.* 2001;345:1318-1330.

Meu paciente necessita de profilaxia para endocardite?

CONCEITO-CHAVE	A decisão de iniciar a profilaxia de endocardite infecciosa (EI) baseia-se na presença de anormalidades cardíacas/fatores de risco e o tipo de procedimento realizado.
HISTÓRIA	HDA: Paciente com condição cardíaca subjacente submetido à cirurgia ou procedimento invasivo. HPP: EI, doença cardíaca congênita (DCC), válvula cardíaca mecânica (VCM), prolapso valvar mitral, doença cardíaca reumática. HMP: Troca valvar, reparo de defeito de DCC, transplante cardíaco.
EXAME FÍSICO	Sopro, cicatriz de esternotomia.
IMAGEAMENTO	ECO: VCM, DCC, doença cardíaca de válvula nativa severa.
SÍNTESE	**ALTO-R** = Pacientes com qualquer uma das seguintes condições cardíacas são considerados de **ALTO R**isco para desfechos adversos da EI: VCM, EI prévia, DCC não reparada, incluindo *stents* e condutos paliativos; DCC completamente reparada com material ou dispositivo protético durante os primeiros seis meses após o procedimento; DCC reparada com defeitos residuais no local ou adjacente ao local do retalho protético ou dispositivo protético; receptores de transplante cardíaco que desenvolvem valvulopatia cardíaca. **PD** = **P**rocedimento **D**entário envolvendo manipulação do tecido gengival ou perfuração da mucosa oral. **GI/GU** = Procedimentos dos tratos **G**astr**I**ntestinal ou **G**enit**U**rinários, incluindo endoscopia, colonoscopia, retoscopia, parto **V**aginal e histerectomia. **RESP** = Procedimentos do trato **RESP**iratório, envolvendo incisão do trato respiratório (biópsia, drenagem de abscesso ou empiema). **PIME** = Cirurgia envolvendo **P**ele **I**nfectada, estenose da pele ou tecido **M**usculo**E**squelético. **PPD** = Profilaxia para PD é amoxicilina 2 g oral ou ampicilina 2 g EV se não conseguir tolerar oral. Se alérgico a penicilina, administrar clindamicina 600 mg oral ou se não conseguir tolerar oral, administrar EV. **PRP** = Profilaxia para RESP é amoxicilina 2 g oral ou ampicilina 25 g EV se não conseguir tolerar oral. Se alérgico a penicilina, administrar vancomicina 1 g oral ou se não tolerar, administrar EV. **PIPME** = Profilaxia para IP é amoxacilina 2 g oral ou ampicilina 2 g EV se não tolerar oral. Se alérgico a penicilina, administrar clindamicina 600 mg oral ou se não tolerar oral, administrar EV. **SP** = **S**em **P**rofilaxia.

EPIFANIA	**ALTO-R + PD = PPD** **ALTO-R + RESP = PRP** **ALTO-R + PIME = PIPME** **ALTO-R + GI/GU = SP**
DISCUSSÃO	A profilaxia para EI é recomendada em pacientes com condições cardíacas que são consideradas de alto risco para desfechos por EI, submetidos a PD, PRP ou PIPME. Profilaxia não é recomendada para procedimento GI/GU.
PÉROLAS	– Se a dose do antibiótico inadvertidamente não for administrada antes do procedimento, a dose deve ser administrada até duas horas após o procedimento. – A taxa de mortalidade global tanto para a endocardite de válvula nativa quanto de prótese valvar permanece alta, 20-25% com a morte resultando de eventos embólicos do SNC e comprometimento hemodinâmico.
REFERÊNCIAS	1) Wilson W *et al.* Prevention of Infective Endocarditis: Guidelines from the American Heart Association. *Circulation.* 2007;116:1736-1754. 2) Mylonakis E *et al.* Infective Endocarditis in Adults. *N Engl J Med.* 2001;345:1318-1330.

Devo encaminhar meu paciente com endocardite de válvula nativa para cirurgia?

CONCEITO-CHAVE	A decisão de encaminhar um paciente com endocardite de válvula nativa (EVN) para cirurgia baseia-se na presença de complicações.
HISTÓRIA	HDA: Dispneia aos esforços, fadiga, fraqueza. HPP: Doença cardíaca congênita, endocardite infecciosa prévia, prolapso da válvula mitral. HMP: Uso de drogas endovenosas.
EXAME FÍSICO	Sopro diastólico em decrescendo, ruído médio-diastólico apical (Sopro de Austin Flint); sopro holossistólico apical com irradiação para a axila, deslocamento do impulso apical; hemorragia em pontilhada, petéquia conjuntival, lesão de Janeway (lesão nodular eritematosa nas palmas ou solas), manchas de Roth (hemorragia retiniana com palidez central), nódulo de Osler (lesão elevada, vermelha e dolorosa nas mãos ou pés).
IMAGEAMENTO	ECO: Massa intracardíaca ecogênica oscilante, abscesso perianular, aumentos atrial e ventricular esquerdos, fração de ejeção ventricular esquerda < 40%, anormalidades da motilidade da parede.
SÍNTESE	**EVN** = Paciente diagnosticado com **E**ndocardite de **V**álvula **N**ativa. **CIRUR** = Encaminhar o paciente para tratamento **CIRÚR**gico com reparo ou troca valvar. **IC** = Paciente com **I**nsuficiência **C**ardíaca (dispneia aos esforços ou em repouso, fadiga, fraqueza). **REG-S** = Paciente com **REG**urgitação aórtica ou mitral **S**evera com anormalidades hemodinâmicas, como pressão diastólica final do ventrículo esquerdo elevado ou fechamento prematuro da válvula mitral com regurgitação aórtica. **EITM** = **E**ndocardite **I**rresponsiva a **T**ratamento **M**édico ou decorrente de infecções fúngicas. **COMP** = **COMP**licações cardiovasculares da endocardite: bloqueio cardíaco, abscesso perivalvular ou formação de fístula.
EPIFANIA	**EVN + IC = CIRUR** **EVN + REG-S = CIRUR** **EVN + EITM = CIRUR** **EVN + COMP = CIRUR**

DISCUSSÃO	Em pacientes com EVN em que a cirurgia está indicada, o reparo valvar é preferível sobre a troca, uma vez que este se associa a uma menor mortalidade operatória e desfecho a longo prazo.
PÉROLAS	– Pacientes com história de uso de drogas endovenosas e vírus de imunodeficiência humana estão em risco aumentado para infecção recorrente e reoperação.
REFERÊNCIAS	1) Bonow RO *et al.* 2008 Guideline Update of Valvular heart Disease. *J Am Coll Cardiol.* 2006;48:e1. 2) Fedoruk LM *et al.* Predictors of Recurrence and Reoperation for Prosthetic Valve Endocarditis after Valve Replacement Surgery for Native Valve Endocarditis. *Thorac Cardiovasc Surg.* 2009;137:326-333.

Como trato com medicamentos a endocardite de prótese valvar?

CONCEITO-CHAVE	A escolha do antibiótico administrado num paciente com endocardite infecciosa de prótese valvar baseia-se nos resultados da hemocultura e alergia a antibióticos betalactâmicos.
HISTÓRIA	HDA: Sintomas de febre e/ou sopro de início recente. HPP: Doença cardíaca congênita, endocardite infecciosa prévia, prolapso valvar mitral. HMP: Troca valvar cardíaca. HS: Uso de drogas EV.
EXAME FÍSICO	Sopro de regurgitação valvar de início recente, hemorragia pontilhada, petéquias conjuntivais, lesões de Janeway (lesão nodular eritematosa nas palmas ou solas), nódulos de Osler (lesão elevada vermelha e dolorosa nas mãos e pés), manchas de Roth (hemorragia retiniana com palidez central).
IMAGEAMENTO	ECO: Massa intracardíaca oscilante ecogênica, abscesso perianular, deiscência de válvula cardíaca mecânica.
SÍNTESE	**EIPV** = Pacientes com **E**ndocardite **I**nfecciosa de **P**rótese **V**alvar. **STREP** = Duas hemoculturas positivas para ***STREP****tococcus viridans* ou *Streptococcus bovis*. **STAPH** = Duas hemoculturas positivas para ***STAPH****ylococcus aureus*. **ENTER** = Duas hemoculturas positivas para ***ENTER****ococcus*. **HACEK** = Duas hemoculturas positivas para organismos HACEK (***H****aemophilus aphrophilus*, ***A****ctinobacillus actinomycetemcomitans*, ***C****ardiobacterium hominis*, ***E****lkenella corrodens* ou ***K****ingella kingae*). **CNEG** = Endocardite com **C**ultura **NEG**ativa (endocardite sem etiologia após a inoculação de três amostras de sangue em um sistema padrão de hemocultura). **ABL** = Pacientes **A**lérgicos a antibióticos **B**eta**L**actâmicos. **CTX-6** = Ceftriaxona 2 g/24 h EV por 6 semanas. **CTX-4** = Ceftriaxona 2 g/24 h EV por 4 semanas. **GENT-2** = **GENT**amicina 3 mg/kg por 24 horas EV em 3 doses igualmente divididas por 2 semanas. **GENT-6** = **GENT**amicina 3 mg/kg por 24 horas EV em 3 doses igualmente divididas por 6 semanas. **NAF** = **NAF**cilina 12 g/24 h EV em 6 doses igualmente divididas por 6 semanas. **RIF** = **RIF**ampicina 900 mg/24 h EV em 3 doses igualmente divididas por 6 semanas. **AMP** = **AMP**icilina-sulbactam 12 gramas por 24 horas EV em 4 doses igualmente divididas por 4 semanas. **VANC** = **VANC**omicina 30 mg/kg por 24 horas EV em doses igualmente divididas por 6 semanas. **CIPRO** = **CIPRO**floxacina 800 mg/24 horas EV em doses igualmente divididas por 4 semanas.

E EPIFANIA	**EIPV + STREP = CTX-6 + GENT** **EIPV + STAPH = NAF + RIF + GENT** **EIPV + ENTER = AMP** **EIPV + HACEK = CTX-4** **EIPV + STREP + ABL = VANC** **EIPV + STREP + ABL = VANC + RIF + GENT** **EIPV + ENTER + ABL = VANC + GENT-6** **EIPV + HACEK + ABL = CIPRO**
DISCUSSÃO	Pacientes com endocardite de prótese valvar devem ser tratados com o antibiótico apropriado com base na sensibilidade e achados na hemocultura.
PÉROLAS	– Endocardite causada por *Staphylococcus aureus* é associada a uma menor taxa de mortalidade do que a infecção estreptocócica. – O risco de embolização é reduzido após a instituição de terapia antimicrobiana efetiva em pacientes com endocardite infecciosa.
REFERÊNCIA	1) Baddour LM *et al.* Infective endocarditis: diagnosis, antimicrobial therapy, and management of complications: a statement for healthcare professionals from the Committee on Rheumatic Fever, Endocarditis, and Kawasaki Disease, Council on Cardiovascular Disease in the Young, and the Councils on Clinical Cardiology, Stroke, and Cardiovascular Surgery and Anesthesia, American Heart Association: endorsed by the Infectious Diseases Society of America. *Circulation.* 2005;111:e394-e434.

Devo encaminhar meu paciente com endocardite de prótese valvar para cirurgia?

CONCEITO-CHAVE	A decisão de encaminhar um paciente com endocardite de prótese valvar (EPV) para cirurgia baseia-se na presença de complicações.
HISTÓRIA	HDA: Dispneia aos esforços, fadiga, fraqueza. HPP: Doença cardíaca congênita, endocardite infecciosa prévia, prolapso valvar mitral. HMP: Troca valvar protética. HS: Uso de drogas endovenosas.
EXAME FÍSICO	Sopro diastólico decrescendo, ruído apical médio-diastólico (sopro de Austin Flint); sopro holossistólico apical com irradiação para a axila, deslocamento do impulso apical; hemorragia pontilhada, petéquias conjuntivais, lesão de Janeway (lesão nodular eritematosa nas palmas ou solas), manchas de Roth (hemorragia retiniana com palidez central), nódulo de Osler (lesão elevada, vermelha e dolorosa nas mãos ou pés).
IMAGEAMENTO	ECO: Massa intracardíaca ecogênica oscilante, abscesso perianular, aumentos atrial e ventricular esquerdos, fração de ejeção ventricular esquerda < 40%, anormalidades da motilidade da parede.
SÍNTESE	**EPV** = Paciente diagnosticado com **E**ndocardite de **P**rótese **V**alvar. **CIRUR** = Encaminhar o paciente para tratamento **CIRÚR**gico com reparo ou troca de válvula. **IC** = Paciente com **I**nsuficiência **C**ardíaca (dispneia aos esforços ou em repouso, fadiga, fraqueza). **REG** = Paciente com aumento da obstrução valvar ou piora da **REG**urgitação. **ITM-F** = Endocardite **I**rresponsiva ao **T**ratamento **M**édico ou decorrente da infecção **F**úngica. **COMP** = **COMP**licações de endocardite, como bloqueio cardíaco, abscesso perivalvular, ou formação de fístula.
EPIFANIA	**EPV + IC = CIRUR** **EPV + REG = CIRUR** **EPV + ITM-F = CIRUR** **EPV + COMP = CIRUR**

DISCUSSÃO	Em pacientes com EPV em que a cirurgia está indicada, o reparo valvar é preferido sobre a troca, uma vez que se associe a uma mortalidade operatória baixa e desfecho a longo prazo.
PÉROLAS	– Pacientes com história de uso de drogas endovenosas e vírus da imunodeficiência humana estão em maior risco para infecção recorrente e reoperação. – A mortalidade a longo prazo está aumentada em pacientes que desenvolvem EPV dentro dos primeiros seis meses da cirurgia.
REFERÊNCIA	1) Bonow RO *et al.* ACC/AHA 2008 Guideline Update on Valvular Heart Disease: Focused Update on Infective Endocarditis. *J Am Coll Cardiol.* 2008;118:887-896.

Como tratar a endocardite com medicamentos?

CONCEITO-CHAVE	A escolha do antibiótico administrado em um paciente com endocardite infecciosa de válvula nativa baseia-se nos resultados das hemoculturas.
HISTÓRIA	HDA: Sintomas de febre e/ou um sopro de início recente. HPP: Doença cardíaca congênita, endocardite infecciosa prévia, prolapso valvar mitral. HMP: Válvula cardíaca mecânica. HS: Uso de drogas EV.
EXAME FÍSICO	Sopro de regurgitação valvar de início recente, hemorragia **subungueal**, petéquias conjuntivais, lesão de Janeway, nódulo de Osler, manchas de Roth.
IMAGEAMENTO	ECO: Massa intracardíaca ecogênica oscilante, abscesso perianular, deiscência de VCM.
SÍNTESE	**EIVN** = Paciente com **E**ndocardite **I**nfecciosa de **V**álvula **N**ativa. **STREP** = Duas hemoculturas positivas para *Streptococcus viridans* ou ***STREP****tococcus bovis*. **STAPH** = Duas hemoculturas positivas para ***STAPH****ylococcus aureus*. **ENTER** = Duas hemoculturas positivas para ***ENTER****ococcus*. **HACEK** = Duas hemoculturas positivas para organismos HACEK (***H****aemophilus aphrophilus*, ***A****ctinobacillus actinomycetemcomitans*, ***C****ardiobacterium hominis*, ***E****ikenella corrodens* ou ***K****ingella kingae*). **CXNEG** = Endocardite com cultura negativa (endocardite sem etiologia após a inoculação de três amostras de sangue em um sistema padrão de hemocultura). **CTX-GENT** = Ceftriaxona 2 g/24 h EV e Gentamicina 3 mg/kg por 24 horas EV por 2 semanas. **NAF-GENT** = Nafcilina 12 g/24h EV em 6 doses igualmente divididas por 6 semanas e Gentamicina 3 mg/kg por 24 horas EV em 3 doses igualmente divididas por 3 dias. **AS-GENT** = Ampicilina-sulbactam 12 gramas por 24 horas EV em 4 doses igualmente divididas por 4 semanas e Gentamicina 3 mg/kg por 24 horas EV em 3 doses igualmente divididas por 4 semanas. **AMP** = Ampicilina 12 g/24h EV em 6 doses igualmente divididas por 4 semanas. **CEF** = Ceftriaxona 2 g/24h EV por 4 semanas.
EPIFANIA	**EIVN + STREP = CTX-GENT** **EIVN + STAPH = NAF-GENT** **EIVN + ENTER = AMP** **EIVN + HACEK = CEF** **EIVN + CXNEG = AS-GENT**

DISCUSSÃO	Pacientes com endocardite de válvula nativa devem ser tratados com o antibiótico apropriado com base na sensibilidade e achados da hemocultura.
CONTRA-INDICAÇÕES	– Para pacientes com EI e ***STREP*** que não toleram os antibióticos betalactâmicos, administrar vancomicina 30 mg/kg por 24 horas EV em 2 doses igualmente divididas por 4 semanas. – Para pacientes com EI e ***STAPH*** que não toleram os antibióticos betalactâmicos, administrar vancomicina 30 mg/kg por 24 horas EV em 2 doses igualmente divididas por 6 semanas. – Para pacientes com EI e **ENTER** que não toleram antibióticos betalactâmicos, administrar vancomicina 30 mg/kg por 24 horas EV em 2 doses igualmente divididas e Gentamicina 3 mg/kg por 24 horas EV em 3 doses igualmente divididas por 6 semanas. – Para pacientes com EI e **HACEK** que não toleram antibióticos betalactâmicos, administrar ciprofloxacina 800 mg/24 horas EV em 2 doses igualmente divididas. – Para pacientes com EI e **CXNEG**, administrar ciprofloxacina 800 mg/24 horas EV em 2 doses igualmente divididas.
PÉROLAS	– Endocardite causada por *Staphylococcus aureus* associa-se a uma taxa de mortalidade menor do que a infecção estreptocócica. – O risco de embolização é reduzido após a instituição de terapia antimicrobiana efetiva em pacientes com endocardite infecciosa.
REFERÊNCIA	1) Baddour LM. Infective Endocarditis: Diagnosis Antimicrobial Therapy, and Management Complications *Circulation*. 2005;111:e394-e434.

Como conduzir um marca-passo infectado?

CONCEITO-CHAVE	Uma infecção de um dispositivo cardíaco é confirmada por culturas positivas do local de inserção do gerador, cabos, ou sangue (na presença de sinais locais de inflamação no local de inserção do gerador ou ausência de outra fonte de bacteriemia e resolução da infecção no sangue após a retirada do dispositivo). Infecções da bolsa envolvem a bolsa subcutânea que contém o dispositivo e o segmento subcutâneo dos cabos. Infecções mais profundas envolvem a posição transversa do cabo com bacteriemia associada e/ou infecção endovascular.
HISTÓRIA	Manipulação recente do dispositivo, particularmente manipulações eletivas secundárias como troca do gerador, dispositivo recentemente implantado, reversão do dispositivo ou troca do gerador. Estimulação temporária prévia ao implante de dispositivo permanente.
EXAME FÍSICO	Sintomas sistêmicos: Febre, calafrios, mal-estar, anorexia, náusea, sudorese, insuficiência cardíaca sintomática. Sítios do marca-passo: Infecção da bolsa: sinais locais de inflamação na bolsa do gerador, incluindo edema, eritema, calor, sensibilidade, drenagem, drenagem purulenta, ulceração da pele e erosão do gerador/cabo.
IMAGEAMENTO	ETE-vegetações podem ocorrer em qualquer lugar ao longo do trajeto do eletrodo, incluindo o endocárdio do átrio direito ou do ventrículo direito. RX de tórax para pneumonia, empiema, abscesso pulmonar.
SÍNTESE *(Continua)*	**MPINF** = **M**arca-**P**asso **INF**ectado. **HCPP** = **H**emo**C**ultura **P**ersistentemente **P**ositiva (pacientes com hemoculturas persistentemente positivas devem ser tratados por, pelo menos, quatro semanas com antimicrobianos, mesmo que o ETE seja negativo para vegetações ou outra evidência de infecção). **T4S** = **T**ratamento por pelo menos **4 S**emanas. **RD** = **R**etirada do **D**ispositivo (dispositivo e eletrodos removidos, independente da apresentação clínica). **Indicações para remoção do dispositivo:** 1) Se existir evidência clínica ou ecocardiográfica de infecção do marca-passo/CDI. 2) Se não existir outra fonte identificada para BSA. 3) Se existir BSA recidivante após um curso de terapia antibiótica. **TAM** = **T**erapia **A**nti**M**icrobiana. **BACT-CX** = Bacterioscopia e cultura da ponta do cabo devem ser obtidas. Todos os pacientes devem ter pelo menos duas amostras de hemocultura colhidas na avaliação inicial. Documentar culturas negativas. Hemoculturas devem ser repetidas em todos os pacientes após a remoção do dispositivo. **MPNI** = **M**arca-**P**asso **N**ão **I**nfectado.

SÍNTESE (Continuação	**DS** = **D**ispositivo de **S**alvamento: pacientes com bacteriemia decorrente de uma fonte definida outra que não o dispositivo (incluindo infecção valvular), se as seguintes condições forem encontradas: sem evidências clínicas/ETE de infecção do cabo; sem evidência de infecção da bolsa; e o dispositivo não for manipulado. Tratados com antibióticos para a doença bacteriana, e, então, observada a ocorrência de recidivas. Recidivas subsequentes inexplicadas sugerem infecção do dispositivo e uma necessidade de extração do sistema.
EPIFANIA	**MPINF = RD + BACT-CX + TAM** **HCPP = T4S + TAM** **MPNI = DS + TAM**
DISCUSSÃO	Quando solicitar uma avaliação da comissão de doenças infecciosas: 1) Pacientes com hemoculturas negativas e antibioticoterapia recente e vegetações valvares ao ET devem ser conduzidos com uma avaliação por um infectologista. 2) Se um dispositivo cardíaco infectado não puder ser removido, então, terapia antibiótica de supressão a longo prazo deve ser administrada após se completar um curso inicial de tratamento e garantindo uma resposta clínica à terapia. Avaliar necessidade de reimplantação: reavaliação para necessidade continuada do dispositivo deve ser realizada antes da implantação do novo dispositivo. Momento do reimplante: desbridamento adequado e controle da infecção devem ser obtidos em todos os sítios antes do reimplante do novo dispositivo.
PÉROLAS	A flora da pele que cresce em culturas do aspirado percutâneo do fluido ou da coleção do abscesso deve ser considerada como patogênica. Diferente da endocardite infecciosa, microrganismos fastidiosos e incomuns que não crescem e nem positivam por métodos laboratoriais rotineiramente utilizados não têm sido identificados como patógenos nas infecções de marca-passo. Cuidado: Risco de EP durante extração do dispositivo das vegetações.
REFERÊNCIAS	1) Sohail MR *et al.* Management and Outcome of Permanent Pacemaker and Implantable Cardioverter-Defibrillator Infections. *J Am Coll Cardiol.* 2007;49:1851-1859. 2) Baddour LM *et al.* Nonvalvular Cardiovascular Device-Related Infections. *Circulation.* 2003;108:2015-2031.

SEÇÃO IV

DOENÇAS CARDÍACAS

Meu paciente tem cardiomiopatia amiloide?

CONCEITO-CHAVE	O diagnóstico de cardiomiopatia amiloide é fundamentado na sintomatologia, achados de ecocardiograma e biópsia de tecido.
HISTÓRIA	HDA: Dispneia, fadiga, síncope. HPP: AP amiloidose (primária). HF: Amiloidose familial.
EXAME FÍSICO	Edema periférico, hepatomegalia, hipotensão, pressão venosa jugular elevada, púrpura periorbitária.
ELETRO-CARDIOGRAMA	Baixa voltagem, fibrilação atrial.
IMAGEAMENTO	ECO: Aparência faiscante granulosa do miocárdio, ventrículo esquerdo espessado, ventrículo direito espessado e dilatado, espessamento das cúspides das valvas mitral e aórtica.
SÍNTESE	**CA** = **C**ardiomiopatia **A**miloide. **SIN** = **SIN**tomas de dispneia, fadiga e/ou síncope. **ECO** = Achados ao **ECO**cardiograma de miocárdio faiscante granuloso, espessamento ventricular esquerdo e direito, espessamento das cúspides das valvas mitral e aórtica. **BX-NCARD** = **B**iópsia de tecido **N**ão **CARD**íaco e/ou (panículo adiposo abdominal, retal ou rim) positiva para depósitos amiloides. **BX-NCARD-IN** = **B**iópsia de tecido **N**ão **CARD-IN**conclusiva. **BX-CARD** = **B**iópsia endomio**CARD**ial positiva para depósitos amiloides.
EPIFANIA	**SIN + ECO + BX-NCARD = CA** **SIN + ECO + BX-NCARD-IN + BX-CARD = CA**

DISCUSSÃO	Amiloidose cardíaca deve ser excluída em qualquer paciente com insuficiência cardíaca inexplicada e espessura aumentada da parede ao ecocardiograma, especialmente se outros indícios estiverem presentes, como disfunção renal inexplicada ou fibrilação atrial.
PÉROLAS	– Biópsia endomiocárdica é virtualmente 100% sensível na cardiomiopatia amiloide, uma vez que amiloide seja depositado em todo o coração. – Em pacientes com depósitos amiloides conhecidos em outros órgãos e uma história de hipertensão, pode haver incerteza sobre se espessamento ventricular representa infiltração amiloide ou cardiopatia hipertensiva. Nesses casos, uma biópsia pode ser útil para determinar se o paciente tem CA.
REFERÊNCIA	1) Falk RH. Diagnosis and Management of the Cardiac Amyloidosis. *Circulation.* 2005;112:2047-2060.

Como tratar meu paciente com angina atípica (síndrome X cardíaca)?

CONCEITO-CHAVE	O tratamento da síndrome X cardíaca é fundamentado no alívio da dor com medicação e redução dos fatores de risco.
HISTÓRIA	HDA: Dor/desconforto torácico precipitado por exercício ou em repouso durando uma média de dez minutos. HPP: Hipertensão, hiperlipidemia, diabetes. HS: Álcool, fumo.
ELETRO-CARDIOGRAMA	ECG: Achados normais; depressão do segmento ST.
IMAGEAMENTO	Angiograma coronariano: Normal. IRM cardíaca: Defeitos de perfusão subendocárdicos.
SÍNTESE	**RED-FR** = **RED**ução do **F**ator de **R**isco: fumo, hipertensão, hiperlipidemia, colesterol, obesidade, inatividade física. **ATEN** = **ATEN**olol 100 mg/dia durante 4 semanas. **AMLO** = **AMLO**dipina 10 mg/dia. **NITR** = mono**NITR**ato de isossorbida 10 mg 2 x/dia. SXC = Síndrome X Cardíaca
EPIFANIA	**SXC = RED-FR +/– ATEN/AMLO/NITR**

DISCUSSÃO	Considera-se que a Síndrome X cardíaca seja causada por doença microvascular, disfunção endotelial e percepção aumentada da dor. Fatores de risco são obesidade, hipertensão, dislipidemia, intolerância à glicose e estados pró-inflamatórios. Síndrome X raramente causa infarto do miocárdio e tem bom prognóstico.
PÉROLAS	– 10-20% dos pacientes com dor torácica de angina típica têm angiogramas coronarianos normais.
REFERÊNCIAS	1) Fraker TD *et al.* 2007 Chronic Angina Focused Update of the ACC/AHA 2002 Guidelines for the Management of Patients with Chronic Stable Angina. *J Am Coll Cardiol.* 2007;50::2264. 2) Panting JR *et al.* Cardiac Syndrome X. *N Engl J Med.* 2002;346:1948-1953.

Como tratar pericardite aguda?

CONCEITO-CHAVE	O tratamento da pericardite aguda é fundamentado na resolução da dor, inflamação, e derrame se presente.
HISTÓRIA	HDA: Início súbito de dor torácica aguda exacerbada pela inspiração e aliviada inclinando-se para frente. HPP: Cardiopatia reumática, infarto do miocárdio, câncer do pulmão, lúpus eritematoso sistêmico. HMP: Enxerto de pontes em artérias coronárias.
EXAME FÍSICO	Ruído de atrito pericárdico, pulso paradoxal (pulso radial ou braquial impalpável durante inspiração), bulhas cardíacas hipofonéticas, PVJ elevada.
ELETRO-CARDIOGRAMA	Elevação de ST e/ou depressão de PR generalizada. Tamponamento cardíaco (taquicardia sinusal, baixa voltagem, ou alternância elétrica [variabilidade do QRS de batimento a batimento]). 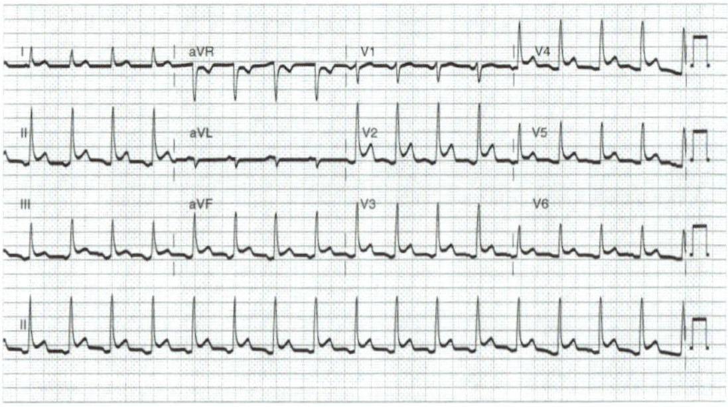 **Figura 37-1**
IMAGEAMENTO	ECO: Derrame pericárdico, tamponamento cardíaco (colapso diastólico do átrio e ventrículo direitos, fazendo oscilar o coração dentro do derrame pericárdico).
SÍNTESE *(Continua)*	**PCA** = Paciente com **P**eri**C**ardite **A**guda. **TAMPC** = Paciente com **TAMP**onamento **C**ardíaco. **DTC-AI** = **D**oença do **T**ecido **C**onectivo ou **A**uto**I**mune. **RCT** = Paciente com Pericardite Recorrente que não responde à terapia clínica. **EFP20** = **EF**usão **P**ericárdica > **20** mm presente no ecocardiograma. **PTN** = Suspeita de pericardite **P**urulenta, **T**uberculosa ou **N**eoplásica. **I-C** = **I**buprofeno 300 mg a cada 6 horas e **C**olchicina 0,5 mg 2 v/d. **INEF I-C** = Resposta **INEF**icaz a **I-C**. **GLC** = **GL**ico**C**orticoides: Prednisona 1 mg/kg/dia. Dar uma série curta com diminuição gradativa à medida que a inflamação melhore.

SÍNTESE (Continuacão	**PCDS** = Encaminhar paciente para **P**eri**C**ar**D**iocente**S**e. **PCT** = Encaminhar paciente para **P**eri**C**ardiec**T**omia.
EPIFANIA	**PCA = I-C** **PCA + INEF I-C = GLC** **PCA + DTC-AI = GLC** **PCA + TAMPC = PCDS** **PCA + EFP20 = PCDS** **PCA + PTN = PCDS** **PCA + RCT = PCT**
DISCUSSÃO	Pericardite aguda é inicialmente tratada com AINEs e colchicina. Esteroides (p. ex., prednisona) são indicados em pacientes que não respondem a este tratamento de primeira linha e aqueles com doença do tecido conectivo ou etiologia de pericardite autoimune. Pacientes com tamponamento cardíaco, derrames grandes (> 20 mm) ou PTN devem ser encaminhados para pericardiocentese. Pericardiectomia é reservada para pacientes com episódios recorrentes de pericardite mal controlada com terapia clínica.
CONTRA-INDICAÇÕES	– Dissecção aórtica é uma contraindicação importante à pericardiocentese. – Contraindicações relativas à pericardiocentese incluem coagulopatia não corrigida, terapia anticoagulante, trombocitopenia (< 50.000/mm^3), derrames pequenos, posteriores e loculados.
PÉROLAS	– Recorrências de pericardite pós-pericardiectomia podem ocorrer devido à ressecção incompleta do pericárdio. – Na pericardite associada a um infarto agudo do miocárdio, aspirina 650 mg a cada 6 h é preferida em relação a ibuprofeno. – Febre, história de terapia anticoagulante oral, pericardite associada a trauma, miopericardite e um derrame grande (> 20 mm) são associados a mau prognóstico.
REFERÊNCIAS	1) Hoit BD. Management of Effusive and Constrictive Pericardial Heart Disease. *Circulation.* 2002;105:2939-2942. 2) Lange RA. Acute Pericarditis. *N Engl J Med.* 2004;351:2195-2202.

Como tratar um tamponamento cardíaco?

CONCEITO-CHAVE	Alívio da pressão pericárdica aumentada é o aspecto fundamental do tratamento agudo do tamponamento cardíaco.
HISTÓRIA	HDA: Dor torácica; taquipneia, dispneia. HPP: Malignidade (especialmente metastática ao tórax), doença autoimune, distúrbio da tireoide, uremia, pericardite, traumatismo torácico, toracotomia recente, tuberculose.
EXAME FÍSICO	Taquicardia, hipotensão, distensão venosa jugular, pulso paradoxal, sinal de Kussmaul.
ELETROCARDIOGRAMA	Baixa voltagem, taquicardia sinusal, alternância elétrica (variabilidade do QRS de batimento a batimento).
IMAGEAMENTO	Raio X de tórax: Aumento da Silhueta Cardíaca, Principalmente se estiver maior do que exames anteriores Ecocardiograma: Melhor maneira de confirmar rapidamente o diagnóstico uma vez que o líquido pericárdico pode ser visualizado diretamente e pode avaliar quanto à evidência de fisiologia de tamponamento. Também muito útil para planejamento do tratamento e durante drenagem pericárdica. TC de tórax: Derrames pericárdicos frequentemente aparecem exagerados em varreduras de TC *non-gated* em virtude de movimento cardíaco durante a aquisição.
SÍNTESE	**TPC** = Paciente com diagnóstico de **T**am**P**onamento **C**ardíaco no ecocardiograma. **REC** = Paciente com derrame pericárdico **REC**orrente após ter sido drenado antes. **PCDS** = Encaminhar paciente para **P**eri**C**ar**D**iocente**S**e. **JP** = Encaminhar paciente para **J**anela **P**ericárdica ou extirpação pericárdica. **MED-TX** = Tratamento clínico. Enquanto aguardando drenagem pericárdica é imperativo não forçar diurese no paciente, o que fará cair a pré-carga e pode precipitar colapso cardiovascular. Começar líquidos IV e correr continuamente até que a pressão pericárdica possa ser aliviada. Quando líquido pericárdico for obtido, enviar para estudos diagnósticos para identificar etiologia, como cultura, citologia e adenosina desaminase. Se janela ou extirpação pericárdica for efetuada, uma biópsia pericárdica pode ser colhida. Um dreno pericárdico usualmente é deixado no lugar para drenar líquido residual e necessitará ser removido com brevidade a fim de evitar pericardite infecciosa.

EPIFANIA	**TPC = PCDS + MED-TX** **REC + TPC = PCDS + JP + MED-TX**
DISCUSSÃO	Pericardiocentese é mais bem feita com imageamento para determinar que via de acesso (apical ou subxifóidea) oferece o melhor acesso ao líquido.
CONTRA-INDICAÇÕES	Não forçar diurese em pacientes com tamponamento cardíaco, enquanto eles estiverem aguardando drenagem!
PÉROLAS	Ecocardiografia é a melhor maneira de diagnosticar e planejar estratégia de drenagem no tamponamento cardíaco.
REFERÊNCIAS	1) Seferovic MB *et al.* Guidelines on the diagnosis and management of pericardial diseases executive summary; The task force on the diagnosis and management of pericardial diseases of the European Society of Cardiology. *Eur Heart J.* 2004;25:387. 2) Spodick DH. Acute Cardiac Tampondae. *N Engl J Med.* 2003;349:684-690.

Que devo fazer se suspeitar de dissecção aórtica?

CONCEITO-CHAVE	O tratamento inicial de um paciente com suspeita de dissecção aórtica (DA) é com base em estabilizar a PA e frequência cardíaca do paciente, e selecionar a modalidade apropriada de imageamento para determinar se DA está presente.
HISTÓRIA	HDA: Classicamente dor torácica aguda, dilacerante, irradiando-se para o dorso. Pode causar sintomas/sinais associados como qualquer um dos seguintes graças à extensão da dissecção: regurgitação aórtica, tamponamento cardíaco, infarto do miocárdio, acidente vascular encefálico, choque hemorrágico. HPP: Doença vascular periférica, doença vascular do colágeno, vasculite, sífilis, valva aórtica bicúspide. HMP: Substituição de valva aórtica. Recente EPAC ou cateterismo cardíaco. HF: Síndrome de Marfan, síndrome de Ehlers-Danlos. HS: Fumo, cocaína.
EXAME FÍSICO	Sopro diastólico em decrescendo, > 20 mmHg de variação na PA sistólica entre ambos os braços, pulso paradoxal (pulso radial ou braquial impalpável durante a inspiração).
ELETRO-CARDIOGRAMA	Alterações inespecíficas de ST e onda T. Pode ser normal ou mostrar infarto agudo do miocárdio.
IMAGEAMENTO	**Ecocardiograma transesofágico (ETE)**: Pode visualizar aorta torácica, raiz aórtica e valva aórtica. Vantagem: ausência de radiação e nenhum contraste nefrotóxico necessário. Pode ser feito na UTI/UC se muito difícil transportar o paciente. Desvantagem: não é capaz de visualizar aorta abdominal. **TC**: É capaz de visualizar a aorta inteira. Vantagem: Exame rápido, disponível na maioria dos departamentos de emergência. Pode ver a dissecção inteira e que ramos estão comprometidos. Desvantagem: Radiação e contraste nefrotóxico usados. **RM**: Semelhante à TC em capacidade, porém mais cara e leva mais tempo para aquisição das imagens.
SÍNTESE *(Continua)*	**SAD** = Paciente com **S**uspeita de **D**issecção **A**órtica com base na apresentação clínica. **HI** = **H**emodinamicamente **I**nstável: hipotensão (PA sistólica < 90 mmHg) ou evidência de choque (alterações do estado mental ou débito urinário diminuído). **HE** = **H**emodinamicamente **E**stável: normotenso, função mental normal, ausência de evidência de choque. **ESTAB** = **ESTAB**ilizar: Tão rapidamente quanto possível, determinar se hipotensão é causada por tamponamento cardíaco, choque hemorrágico ou infarto agudo do miocárdio, e tratar. **IMAGE** = Obter imageamento diagnóstico tão logo seja possível para confirmar diagnóstico de DA e tipo. Pode usar ETE, TC ou IRM, dependendo dos recursos da instituição e da disponibilidade.

SÍNTESE *(Continuacão*	**MED-TX** = Tratamento clínico. Objetivo é frequência cardíaca e pressão arterial reduzidas para reduzir a força de cisalhamento que pode estender a dissecção. Admitir na terapia intensiva. Controlar a dor com morfina. Manter FC < 60 com betabloqueio (labetalol 20 mg IV a cada 10 min até 300 mg máx.), verapamil segunda linha. Manter PAS 100–120 mmHg (betabloqueio IV primeira linha, pode adicionar nitroprussiato 0,5 mcg/kg/min e titular até 3 mcg/kg/min). **DA** = **D**issecção **A**órtica confirmada por imageamento. **CCV** = Consultar **C**irurgia **C**ardio**V**ascular. Dissecções tipo A (compromete aorta ascendente) são uma emergência cirúrgica, e CCV deve ser chamada emergencialmente. Dissecções tipo B (não compromete aorta ascendente) são usualmente tratadas clinicamente, mas podem necessitar operação, se houver hemorragia continuada. Chamar CCV emergencialmente, se paciente instável.
EPIFANIA	**SAD + HI = ESTAB + IMAGE** **SAD + HE = IMAGE + MED-TX** **DA + HI = CCV + ESTAB** **DA + HE = CCV + MED-TX**
DISCUSSÃO	Em pacientes com suspeita de DA, a pressão arterial deve ser controlada para reduzir o esforço de cisalhamento sobre a parede aórtica a fim de evitar a propagação de uma possível dissecção e ruptura aórtica.
CONTRA-INDICAÇÕES	Não usar medicações que diminuirão a pós-carga, mas não a contratilidade cardíaca, uma vez que isto aumentará a força de cisalhamento e pode piorar a dissecção (p. ex., hidralazina).
PÉROLAS	– Estabilizar os pacientes primeiro. Então confirmar o diagnóstico com imageamento. Tratamento clínico pode ser começado em pacientes estáveis enquanto aguardando imageamento.
REFERÊNCIAS	1) Erbel R *et al.* Diagnosis and Management of Aortic Dissection: Recommendations of the European Society of Cardiology. *Eur Heart J.* 2001;22:1642-1681. 2) Nienhaber CA *et al.* Aortic Dissection: New Frontiers in Diagnosis and Management. *Circulation.* 2003;108:628-635.

Como tratar um paciente com dissecção aórtica?

CONCEITO-CHAVE	A decisão de tratar um paciente com dissecção clinicamente ou cirurgicamente é fundamentada na localização da dissecção e complicações.
HISTÓRIA	HDA: Classicamente dor torácica aguda, dilacerante, irradiando-se para as costas. Pode causar sintomas/sinais associados, como qualquer dos seguintes em virtude da extensão da dissecção: regurgitação aórtica, tamponamento cardíaco, infarto miocárdico, AVE, choque hemorrágico. HPP: Doença vascular periférica, doença vascular do colágeno, vasculite, sífilis, valva aórtica bicúspide. HMP: Substituição de valva aórtica. Recente EPAC ou cateterismo cardíaco. HF: Síndrome de Marfan, síndrome de Ehlers-Danlos. HS: Fumo, cocaína.
EXAME FÍSICO	Sopro diastólico em decrescendo, > 20 mmHg de variação na PA sistólica entre ambos os braços, pulso paradoxal (pulso radial ou braquial impalpável durante a inspiração).
ELETRO-CARDIOGRAMA	Alterações inespecíficas de segmento ST e onda T. Pode ser normal ou mostrar infarto agudo do miocárdio.
IMAGEAMENTO	Radiografia de tórax: Alargamento mediastinal, derrame pleural. ECO: Retalho intimal, luz verdadeira e falsa, trombose da falsa luz, diâmetro aórtico ascendente > 5 cm, regurgitação aórtica, derrame pericárdico.
SÍNTESE *(Continua)*	**DA-AS** = **D**issecção **A**órtica ascendente tipo **A** de **S**tanford [dissecção comprometendo aorta ascendente]. Esta é uma emergência cirúrgica, e os pacientes estão em sério risco, uma vez que a extensão da dissecção possa comprometer as artérias carótidas, as artérias coronárias, a valva aórtica e o espaço pericárdico. **DA-BS** = **D**issecção **A**órtica tipo **B** de **S**tanford [dissecção não comprometendo a aorta descendente]. Estas usualmente são tratadas clinicamente, a não ser que haja um aneurisma grave com iminência de ruptura ou hemorragia continuando. **HI** = **H**emodinamicamente **I**nstável: hipotensão (PA sistólica < 90 mmHg) ou evidência de choque (alterações do estado mental ou débito urinário diminuído). **HE** = **H**emodinamicamente **E**stável: normotenso, função mental normal, ausência de evidência de choque. **ESTAB** = **ESTAB**ilizar: Tão rapidamente quanto possível, determinar se a hipotensão é causada por tamponamento cardíaco, choque hemorrágico ou infarto agudo do miocárdio e tratar. **MED-TX** = Tratamento clínico. Objetivo é frequência cardíaca e pressão arterial reduzidos para reduzir força de cisalhamento que pode estender a dissecção. Admitir naterapia intensiva. Controle da dor com morfina. Manter FC < 60 com betabloqueio (labetalol 20 mg IV a cada 10 min até máx. 300 mg), verapamil segunda linha. Manter PAS 100–120 mmHg (betabloqueio IV primeira linha, pode acrescentar nitroprussiato 0,5 mcg/kg/min e titular a 3 mcg/kg/min).

SÍNTESE *(Continuação*	**CCV** = Consultar **C**irurgia **C**ardio**V**ascular. Dissecções tipo A (compromete aorta ascendente) são uma emergência cirúrgica, e CCV deve ser chamada emergencialmente. Dissecções tipo B (não compromete aorta ascendente) são usualmente tratadas clinicamente, mas podem necessitar cirurgia se houver hemorragia continuada. Chamar CCV emergencialmente, se paciente instável. Se houver uma dissecção tipo B e o paciente estiver estável sem evidência de complicação ativa, o paciente ainda necessitará imageamento seriado no acompanhamento como paciente externo para monitorar quanto à progressão.
EPIFANIA	**DA-AS + HI = ESTAB + CCV** **DA-AS + HE = CCV + MED-TX** **DA-BS + HI = ESTAB + CCV** **DA-BS + HE = MED-TX + CCV**
DISCUSSÃO	Em pacientes com dissecção aórtica, a pressão arterial deve ser controlada para reduzir o esforço de cisalhamento sobre a parede aórtica a fim de evitar propagação de uma possível dissecção e ruptura aórtica.
CONTRA-INDICAÇÕES	– Não usar medicações que diminuirão a pós-carga, mas não a contratilidade cardíaca, pois isto aumentará a força de cisalhamento e pode piorar a dissecção (p. ex., hidralazina).
PÉROLAS	– Dissecções tipo A (comprometem aorta ascendente) são uma emergência cirúrgica, e CCV deve ser chamada emergencialmente.
REFERÊNCIA	1) Erbel R *et al.* Diagnosis and Management of Aortic Dissection. *Eur Heart J.* 2001;22:1642-1648.

Como tratar meu paciente com um trombo ventricular esquerdo?

CONCEITO-CHAVE	O tratamento de um trombo ventricular esquerdo (TVE) é focado em prevenir tromboembolismo como acidente vascular encefálico.
HISTÓRIA	HDA: TVE detectado no ecocardiograma. HPP: Infarto do miocárdio, doença de artéria coronária, FIBA, cardiomiopatia ditada, AVE isquêmico. HMP: Álcool, fumo.
ELETRO-CARDIOGRAMA	Elevação de ST especialmente em V4–V5 (derivações anteriores), indicando aneurisma ventricular antigo.
IMAGEAMENTO	**ECO**: Visualização direta de trombo intracardíaco (sensibilidade melhorada com ecocontraste), anormalidades regionais ou globais da mobilidade da parede, aneurisma ventricular esquerdo. **IRM cardíaca**: Muito sensível e específica para trombo VE crônico.
SÍNTESE	**TVE** = **T**rombo **V**entricular **E**squerdo detectado (p. ex., no ecocardiograma). **AE-VE** = **A**lteração **E**strutural **V**entricular **E**squerda: grave hipocinesia/acinesia/discinesia do ventrículo esquerdo (especialmente próximo do ápice). Formação de aneurisma ventricular esquerdo. **AC** = **A**nti**C**oagulação: Necessário assegurar que não há contraindicação importante à anticoagulação antes de iniciar. Pode usar warfarin iniciada a 5 mg/dia e titulada para INR de 2,0–3,0. Anticoagular os pacientes durante um mínimo de três meses. Se não houver risco aumentado de sangramento, continuar anticoagulação por toda a vida. **ACOMP** = **ACOMP**anhamento: obter uma repetição de ecocardiograma em 3–6 meses para avaliar quanto à resolução ou evolução do trombo.
EPIFANIA	**TVE = AC + ACOMP** **TVE + AE-VE = AC + ACOMP**

DISCUSSÃO	Desenvolvimento de um trombo ventricular esquerdo é uma complicação comum de um infarto do miocárdio e pode levar a um AVE embólico, se não tratado corretamente. Anticoagulação parece reduzir a incidência de embolização, mesmo se o trombo permanecer na repetição do ecocardiograma. Características de alto risco para embolização são trombos muito móveis e longos que fazem protrusão para dentro da cavidade do VE. Não há diretrizes rigorosas e fortes sobre como tratar estes pacientes. Risco *versus* benefício precisam ser ponderados individualmente nos pacientes. Pacientes com anormalidade permanente do movimento da parede (particularmente no ápice) ou aneurisma no contexto de função VE gravemente deprimida provavelmente permanecerão em risco aumentado de TVE durante toda a vida. É razoável anticoagular estes pacientes, antes mesmo que um diagnóstico de TVE seja feito.
PÉROLAS	– Anticoagulação parece reduzir a incidência de embolização, mesmo se o trombo permanecer no ecocardiograma de repetição.
REFERÊNCIA	1) Antman EM *et al.* 2007 Focused Update of the ACC/AHA 2004 Guidelines for the Management of Patients with ST-Elevation Myocardial Infarction. *J Am Coll Cardiol.* 2008;51:210-247.

Minha paciente grávida tem cardiomiopatia periparto?

CONCEITO-CHAVE	O diagnóstico de cardiomiopatia periparto (CMPP) é fundamentado em achados clínicos e imageamento.
HISTÓRIA	HDA: Dispneia, tosse, fadiga, desconforto torácico, ortopneia, hemoptise, dor abdominal, arritmias, tromboembolismo, disfunção VE assintomática. HF: CMPP.
EXAME FÍSICO	ECO: Fração de ejeção ventricular esquerda (FEVE) < 45%, aumento ventricular esquerdo.
SÍNTESE	**CMPP** = **C**ardio**M**iopatia **P**eri**P**arto. **IC** = Desenvolvimento de **I**nsuficiência **C**ardíaca no último mês de gravidez ou dentro de cinco meses do parto. **AUS-CI** = **AUS**ência de uma **C**ausa **I**dentificável para a insuficiência cardíaca, e alta suspeita de cardiomiopatia não isquêmica. **AUS-DCR** = **AUS**ência de **D**oença **C**ardíaca **R**econhecível antes do último mês de gravidez. **DSVE** = **D**isfunção **S**istólica **V**entricular **E**squerda (FEVD < 45%).
EPIFANIA	**IC + AUS-CI + AUS-DCR + DSVE = CMPP**
DISCUSSÃO	Uma vez que uma paciente seja diagnosticada com CMPP, tratamento deve começar para aliviar sintomas de insuficiência cardíaca. Tratamento: Drogas seguras = Digoxina, nitratos, hidralazina, heparina, diuréticos, betabloqueadores. A serem tomadas até que a FEVE se normalize. Drogas inseguras = IECA, nitroprussiato, coumadin, amiodarona.

PÉROLAS	– Fatores de risco para CMPP são multiparidade, idade materna avançada, gravidez multifetal, pré-eclâmpsia e hipertensão gestacional. – Gravidez subsequente pode levar à depressão persistente da FEVE, ICC e mesmo morte.
REFERÊNCIA	1) Pearson GD *et al.* Peripartum Cardiomyopathy. *JAMA.* 2000;283(9):1183-1188.

Como diagnosticar um paciente com trombose venosa profunda?

CONCEITO-CHAVE	Em pacientes com trombose venosa profunda (TVP), o diagnóstico é fundamentado na suspeita clínica e achados de imagem.
HISTÓRIA	HDA: Desconforto e dor na panturrilha, imobilização recente durante período prolongado de tempo. HPP: Obesidade, deficiência de antitrombina, deficiência de proteína C ou S, mutação do fator V de Leiden. HMP: Hospitalização recente para cirurgia.
EXAME FÍSICO	Cordão palpável; edema ipsolateral, calor, e/ou dilatação venosa superficial; sinal de Homan (dorsiflexão do pé provoca dor na panturrilha posterior), sinal de Pratt (espremer a panturrilha posterior provoca dor).
IMAGEAMENTO	Ultrassonografia de compressão: Compressibilidade anormal da veia, Doppler de fluxo em cores anormal, presença de banda ecogênica.
SÍNTESE	**TVP** = **T**rombose **V**enosa **P**rofunda. **NÃO TVP** = **NÃO T**rombose **V**enosa **P**rofunda. **CLIN** = Achados **CLÍN**icos: paciente se queixando de desconforto e dor na panturrilha, ou achados ao exame físico de dor espontânea, dor à compressão e edema na perna. **US-COMP** = **U**ltra**S**sonografia de **COMP**ressão com achados de: compressibilidade anormal da veia; Doppler de fluxo em cores anormal; presença de banda ecogênica. **INCON** = **INCON**clusivo. **VENO-POS** = **VENO**grafia **POS**itiva para TVP. **VENO-NEG** = **VENO**grafia **NEG**ativa para TVP.
EPIFANIA	**CLIN + US-COMP = TVP** **CLIN + INCON[US-COMP] + VENO-POS = TVP** **CLIN + INCON[US-COMP] + VENO-NEG = NÃO TVP**
DISCUSSÃO	Em pacientes com TVP, pronto diagnóstico e tratamento são essenciais para prevenir a ocorrência de uma embolia pulmonar. A baixa incidência de fator V de leiden e protrombina G20210A pode não justificar profilaxia agressiva ou avaliação genética, até que ocorra um segundo evento.

PÉROLAS	Para trombose venosa profunda na panturrilha, a sensibilidade da ultrassonografia é mais baixa, e assim venografia com contraste é preferida, se a suspeita clínica for alta.
REFERÊNCIAS	1) Jaff MR *et al.* Management of Massive and Submassive Pulmonary Embolism, Iliofemoral Deep Vanous Thrombosis, and Chronic Thromboembolic Pulmonary Hypertension. *Circulation.* 2011;123:1788-1830. 2) Hirsch J *et al.* Management of Deep Vein Thrombosis and Pulmonary Embolism. *Circulation.* 1996;93:2212-2245. 3) Bates SM *et al.* Treatment of Deep-Vein Thrombosis. *N Engl J Med.* 2004;351:268-277.

Como tratar um paciente com trombose venosa profunda?

CONCEITO-CHAVE	Em pacientes com trombose venosa profunda (TVP), o tratamento é fundamentado no alívio dos sintomas, prevenção de embolização e recorrência com anticoagulação.
HISTÓRIA	HDA: Desconforto e dor na panturrilha. HPP: Obesidade, deficiência de antitrombina, deficiência de proteína C ou S, mutação do fator V de Leiden. HMP: Hospitalização recente para cirurgia.
EXAME FÍSICO	Sinal de Homan (dorsiflexão do pé provoca dor na panturrilha posterior), sinal de Pratt (espremer a panturrilha posterior provoca dor).
IMAGEAMENTO	Ultrassonografia de compressão: Compressibilidade anormal da veia, Doppler de fluxo em cores anormal, presença de banda ecogênica.
SÍNTESE	**TVP** = **T**rombose **V**enosa **P**rofunda. **TVPAP/EPA** = **TVP A**guda **P**roximal ou **E**mbolia **P**ulmonar **A**guda. **TIH** = **T**rombocitopenia **I**nduzida por **H**eparina (suspeitada ou provada). **ENOX** = **ENOX**aparina 1 mg/kg a cada 12 horas por via subcutânea, máximo de 180 mg/dia. Objetivo de PTT de 1,5 vez o limite superior do normal (45 segundos). Continuar durante um mínimo de cinco dias e/ou descontinuar quando INR for > = 2,0 durante pelo menos 24 horas (INR-alvo é 2,0–3,0). **HNF** = **H**eparina **N**ão **F**racionada 80 U/kg em *bolus* seguido por uma infusão contínua, inicialmente a 18 U/kg/h (ajustar dose para PTT 1,5–2,3 vezes o controle (46–70 segundos). Continuar durante mínimo de cinco dias e/ou descontinuar quando INR for > = 2,0 durante pelo menos 24 horas (INR-alvo é 2,0–3,0). **FOND** = **FOND**aparinux injeção subcutânea uma vez ao dia: 5 mg para pacientes com 50 kg de peso, 7,5 mg para 50–100, e 10 mg para > 100 kg. Descontinuar quando INR estiver dentro da faixa terapêutica de 2–3. **COUM** = **COUM**adim iniciado a 5 mg/dia e titulado para INR-alvo de 2,0–3,0. Continuar por 3 meses (em pacientes com primeiro episódio de TVP relacionada com um importante fator de risco), 6 meses (pacientes com TVP recorrente ou não provocada). **IDT**= **I**nibidor **D**ireto da **T**rombina (ver Capítulo sobre IDT), **CI–AC** = **C**ontra**I**ndicação à **A**nti**C**oagulação (sangramento ativo; contagem de plaquetas < 20.000/mm^3; neurocirurgia, cirurgia ocular ou sangramento intracraniano dentro dos últimos 10 dias). **AC-INEF** = Se **A**nti**C**oagulação com ENOX, HNF ou FOND e COUM for **INEF**icaz. **FVCI** = Encaminhar paciente para colocação de **F**iltro de **V**eia **C**ava **I**nferior.

EPIFANIA	**TVP = ENOX + COUM ou** **HNF + COUM ou** **FOND + COUM** **TVP + TIH = IDT + COUM** **TVPAP/EPA + CI-AC = FVCI** **TVPAP/EPA + AC-INEF = FVCI**
DISCUSSÃO	Em pacientes com TVP, pronto diagnóstico e tratamento são essenciais para prevenir a formação de uma embolia pulmonar. Para reduzir a duração da internação hospitalar, começar enoxaparina e coumadim ao mesmo tempo.
PÉROLAS	Heparina de baixo peso molecular (enoxaparina) tem um risco mais baixo de trombocitopenia induzida pela heparina do que a heparina não fracionada, bem como uma maior biodisponibilidade, quando dada por injeção subcutânea. Em pacientes de câncer apresentando TVP, tratar com monoterapia com ENOX por 3–6 meses, ou tanto tempo quanto câncer ou tratamento estiver em andamento.
REFERÊNCIAS	1) Jaff MR *et al.* Management of Massive and Submassive Pulmonary Embolism, Iliofemoral Deep Vanous Thrombosis, and Chronic Thromboembolic Pulmonary Hypertension. *Circulation.* 2011;123:1788-1830. 2) Bates SM *et al.* Treatment of Deep-Vein Thrombosis. *N Engl J Med.* 2004;351:268-277. 3) Kahn SR *et al.* Therapy for Venous Thromboembolic Disease. *Chest.* 2008;133:454S-545S.

Como diagnosticar embolia pulmonar no meu paciente?

CONCEITO-CHAVE	O diagnóstico de embolia pulmonar (EP) pode às vezes ser difícil e é fundamentado na suspeita clínica e avaliação diagnóstica.
HISTÓRIA	HDA: Dispneia, dor torácica, tosse, hemoptise, trauma/cirurgia recente, fumo, gravidez, terapia hormonal/anticoncepcional. LABS: TAP/PTT, troponina, BNP, creatinina, d-dímero. HPP: Obesidade, estado hipercoagulável, história de TVP ou EP, malignidade.
EXAME FÍSICO	Resp.: Hipóxia, taquipneia, hemoptise. CV: Taquicardia, hipotensão. Ext.: Edema de perna.
IMAGEAMENTO	ECG: Sobrecarga VD, S1Q3T3, taquicardia sinusal, Q em III, aVF, desvio do eixo para direita, BRD. Ecocardiograma. Disfunção e acinesia ventricular direita. Cintigrafia V/Q: Defeito de perfusão. Angio-TC: Defeito de enchimento, dilatação VD.
SÍNTESE	**EP** = **E**mbolia **P**ulmonar. **NÃO EP** = Evidência insuficiente para fazer o diagnóstico de EP. Critérios de Weiss Modificados: Sintomas clínicos de TVP (3 pontos), Outros diagnósticos menos prováveis do que EP (3 pontos), Frequência cardíaca > 100 (1,5 ponto), Imobilização ≥ 3 dias ou cirurgia nas quatro semanas precedentes (1,5 ponto), TVP/EP prévia (1,5 ponto), Hemoptise (1 ponto), Malignidade (1 ponto) **W-IMPROVÁVEL** = Escore de Wells = < 4 **W-PROVÁVEL** = Escore de Wells > 4. Necessário obter avaliação adicional, como Angio-TC para afirmar ou excluir EP. **DD-NEG** = Nível de D-dímero < 500 ng/mL. **DD-POS** = Nível de D-dímero > 500 ng/mL. **ATC-NEG** = **A**ngio-**TC NEG**ativa para EP. Como qualquer exame, uma Angio-TC não é 100% sensível e específica. Raramente o teste é não diagnóstico ou a suspeita clínica ainda é alta para excluir EP, e um angiograma pulmonar pode ser feito. **ATC-POS** = **A**ngio-**TC POS**itiva para EP.
EPIFANIA	**W-IMPROVÁVEL + DD-NEG = NÃO EP (não necessita avaliação adicional)** **W-PROVÁVEL + DD-NEG/POS + ATC-POS = EP** **W-PROVÁVEL + DD-NEG/POS + ATC-NEG = AUSÊNCIA DE EP**

DISCUSSÃO	Embolia pulmonar pode ser um diagnóstico fugidio que resulta em considerável morbidade e mortalidade. Pacientes apresentam-se de uma variedade de maneiras, e muitos dos sinais e sintomas são inespecíficos. Pensar em embolia pulmonar nos seus pacientes, especialmente quando alguma coisa "não encaixa" no quadro clínico, como taquicardia inexplicada ou febre.
PÉROLAS	Um nível muito baixo de D-dímero tem um alto valor preditivo negativo e pode com segurança excluir a presença de embolia pulmonar sem avaliação adicional, quando a probabilidade pré-teste é baixa.
REFERÊNCIAS	1) Torbicki A *et al.* Guidelines on the Diagnosis and Management of Acute Pulmonary Embolism: The Task Force for the Diagnosis and Management of Acute Pulmonary Embolism of the European Society of Cardiology (ESC), *Eur Heart J.* 2008;29:2276-2315. 2) Goldhaber SZ, Visani L, De Rosa M. Acute Pulmonary Embolism: Clinical Outcomes in the International Cooperative Pulmonary Embolism Registry (ICOPER). *Lancet.* 1999;353:1386-1389.

Como tratar meu paciente com embolia pulmonar aguda?

CONCEITO-CHAVE	Em pacientes com embolia pulmonar (EP) o tratamento é fundamentado no alívio dos sintomas, prevenção de recorrência da doença com anticoagulação e nos casos graves, remoção do coágulo.
HISTÓRIA	HDA: Falta de ar, dor torácica, tosse, hemoptise, idade > 50, trauma/cirurgia recente, fumo, gravidez. LABS: TAP/PTT, troponina, BNP (peptídeo natriurético cerebral), creatinina, D-dímero. HPP: Obesidade, deficiência de antitrombina, deficiência de proteínas C/S, mutação do fator V de Leiden, presença ou história de TVP, malignidade, terapia hormonal/anticoncepcional. HMP: Hospitalização recente para cirurgia, imobilização prolongada.
EXAME FÍSICO	Resp: Hipóxia, taquipneia, hemoptise. CV: Taquicardia, hipotensão. Ext: Edema de perna.
IMAGEAMENTO	ECG: Sobrecarga VD, S1Q3T3, taquicardia sinusal, Q em III, aVF, desvio do eixo para direita, BRD. Ecocardiograma: Disfunção ventricular direita, acinesia, PSVD > 40 mmHg. Cintigrafia V/Q: Defeito de perfusão. Angio-TC: Defeito de enchimento, dilatação VD.
SÍNTESE *(Continua)*	**EP** = Paciente diagnosticado com **E**mbolia **P**ulmonar. **HEP** = **HEP**arina não fracionada IV (*bolus* de 80 U/kg seguido por infusão contínua iniciada a 18 U/kg/h com ajuste da dose). **ENOX** = **ENOX**aparina 1 mg/kg a cada 12 horas por via subcutânea, máximo de 180 mg/dia. Objetivo de PTT (tempo de tromboplastina parcial ativada) é 1,5 vez o limite superior do normal (45 segundos). Descontinuar quando o INR estiver na faixa terapêutica 2–3, fazendo ponte com coumadim. **COUM** = **COUM**adim (warfarin) 5 mg/dia com INR-alvo de 2–3. Continuar por 3–6 meses na primeira EP, toda a vida para segunda EP com INR 2,5–3,5. **TROM** = **TROM**bólise na EP maciça com comprometimento hemodinâmico ou disfunção VD (estreptoquinase 250.000 UI *bolus* IV seguido por infusão de 100.000 UI/h durante 12–24 horas ou alteplase 100 mg infusão IV a cada 2 horas), **INSTÁVEL** = Hipotensão, choque, PAS < 90 mmHg, queda de 40 mmHg, angústia respiratória. **CI-TROM** = **C**ontra**I**ndicação a **TROM**bólise. **TROM-INEF** = **TROM**bólise **INEF**icaz. **CI-AC** = **C**ontra**I**ndicação a **A**nti**C**oagulação (sangramento ativo; contagem de plaquetas < 20.000/mm^3; neurocirurgia, cirurgia ocular, ou sangramento intracraniano dentro dos últimos dez dias).

SÍNTESE *(Continuação)*

AC-INEF = Se **A**nti**C**oagulação com ENOX e COUM for **INEF**icaz ou EP recorrente.
FVCI = Encaminhar paciente para colocação de **F**iltro de **V**eia **C**ava **I**nferior.
CIR = Encaminhar paciente para embolectomia **CIR**úrgica/endarterectomia.

EPIFANIA

EP = ENOX/HEP + COUM
EP + CI-AC = FVCI
EP + AC-INEF = FVCI
EP + INSTÁVEL = TROM
EP + INSTÁVEL + CI-TROM = CIR

DISCUSSÃO

Em pacientes com EP, pronto diagnóstico e tratamento são essenciais para evitar insuficiência cardiorrespiratória e morte cardíaca súbita.

Um nível anormal de D-dímero no fim da terapia pode sinalizar a necessidade de continuar tratamento em pacientes com primeira EP. Se não tratada, a mortalidade é tão alta quanto 26%.

Se o paciente tiver contraindicação a HBPM (heparina de baixo peso molecular) (insuficiência renal), então admissão hospitalar é necessária para fazer ponte com heparina não fracionada IV.

PÉROLAS

– Heparina de baixo peso molecular pode reduzir sangramento em comparação à heparina não fracionada em pacientes com EP. Ela também tem um risco mais baixo de trombocitopenia induzida pela heparina, como maior biodisponibilidade quando dada por injeção subcutânea.
– Evitar Coumadin (warfarin) em pacientes grávidas.

REFERÊNCIAS

1) Bates SM *et al.* Treatment of Deep-Vein Thrombosis. *N Engl J Med.* 2004;351:268-277.
2) Kahn SR *et al.* Therapy for Venous Thromboembolic Disease. *Chest.* 2008;133:454S-545S. Goldhaber SZ. Pulmonary embolism. *Lancet.* 2004;363(9417):1295.
3) Barritt DW, Jordan SC. Anticoagulant Drugs in the Treatment of Pulmonary Embolism: A Controlled Trial. *Lancet.* 1960;1(7138):1309-1312.
4) Torbicki A *et al.* Guidelines on the Diagnosis and Management of Acute Pulmonary Embolism: The Task Force for the Diagnosis and Management of Acute Pulmonary Embolism of the European Society of Cardiology (ESC). *Eur Heart J.* 2008;29:2276-2315.

Meu paciente tem feocromocitoma?

CONCEITO-CHAVE	O diagnóstico de feocromocitoma é com base na presença de sintomas e presença de catecolaminas e metanefrinas urinárias.
HISTÓRIA	HDA: Palpitações, cefaleia, sudorese, fraqueza generalizada. HPP: Síndrome de Von Hippel–Lindau (hemangioblastoma do cérebro e coluna, angioma retiniano, tumores da orelha média), neurofibromatose tipo 1 (manchas café com leite, sardas axilares e inguinais, e hamartomas de íris, hiperparatireoidismo, câncer medular da tireoide). HF: Neoplasia endócrina múltipla tipo 2A (câncer medular da tireoide, feocromocitoma, hiperplasia paratireóidea).
ELETRO-CARDIOGRAMA	Taquicardia.
SÍNTESE	**FEO** = Paciente tem **FEO**cromocitoma. **FEO-SINT** = Tríade de **SINT**omas de palpitações, cefaleia e sudorese. **URIN-POS** = Teste de 24 horas de catecolamina e metanefrina **URIN**ária é **POS**itivo (norepinefrina > 170 mcg/24 h, epinefrina > 5 mcg/24 h, dopamina > 700 mcg/24 h, ou metanefrina > 400 mcg/24 h).
EPIFANIA	**FEO-SINT + URIN-POS = FEO**
DISCUSSÃO	Feocromocitoma é diagnóstico raro, mas importante a ser considerado na avaliação de pacientes com hipertensão, arritmias e distúrbio de pânico, e no acompanhamento de doença genética particular.

PÉROLAS	– Antidepressivos tricíclicos mais comumente interferem com interpretação da avaliação de catecolaminas e metanefrinas de 24 horas e devem ser diminuídos e descontinuados durante pelo menos duas semanas antes da avaliação diagnóstica.
REFERÊNCIAS	1) Young WF Jr. Pheochromocytoma: 1926-1993. In *Trends in Endocrinology and Metabolism*, Vol. 4, p. 122. Elsevier Science, Inc.; 1993. 2) Pacak K *et al.* Recent Advances in Genetics, Diagnosis, Localization, and Treatment of Pheochromocytoma. *Ann Intern Med.* 2001;134(4):315-329.

Como tratar um paciente com feocromocitoma?

CONCEITO-CHAVE	Feocromocitoma é uma condição em que a glândula suprarrenal secreta excesso de catecolaminas, causando pressões arteriais e frequências cardíacas elevadas, bem como hiperatividade simpática.
HISTÓRIA	Pacientes se apresentarão com sensibilidade cutânea (ruborização, diaforese, sudorese), taquicardia,hipertensão paroxística, ansiedade, cefaleias.
EXAME FÍSICO	Hipertensão paroxística, taquicardia, arritmias, hipotensão ortostática, edema de papila, poliúria, hiperglicemia, leucócitos.
ELETRO-CARDIOGRAMA	Inversões de onda T, taquicardia sinusal, HVE.
IMAGEAMENTO	ECO: HVE, cardiomiopatia induzida por taquicardia, anormalidades do movimento das paredes, cardiomiopatia dilatada. TC com contraste. IRM ponderada para T2. Cintigrafia com MIBI. PET scan.
SÍNTESE	**HTN-NC** = **H**iper**T**e**N**são **N**ão **C**ontrolada. **HTN-IC** = PA inadequadamente controlada apesar de labetalol ou contraindicação ao labetalol. **MT** = **M**á **T**olerância às medicações-padrão. **CIR** = **CIR**urgia (tratamento definitivo de escolha). **METS** = Lesões metastáticas, cirurgia não é uma opção. **HTN-A** = Crise **H**iper**T**e**N**siva **A**guda. **LAB** = **LAB**etalol 40–80 mg IV cada 10 minutos. **NIC** = **NIC**ardipina 5 mg/h e titular 2,5 mg/h cada 5–15 min, conforme necessário. **MET** = **MET**irosina 250 mg 4 v ao dia VO. **PRES** = Preparação pré-operatória por meio do controle da **PRES**são arterial (fenoxibenzamina 10 mg x 1 semana) e carga de sal (5.000 mg ao dia para prevenir hipotensão pós-cirúrgica. **ALFA** = **ALFA**bloqueadores – prazosina 1 mg 3 v ao dia máx. 15 mg. **MEDS-EV** = Nitroprussiato de sódio 0,25 mcg/kg/min e titular, nicardipina, *bolus* de fentolamina (1–5 mg).

E EPIFANIA	**HTN-NC = LAB** **HTN-IC = NIC** **HTN-IC + MT = MET** **CIR = PRES** **METS = ALFA** **HTN-A = MEDS-EV**
DISCUSSÃO	– Suspeitar de feocromocitoma, se a hipertensão for resistente às medicações tradicionais. – A tríade clássica é cefaleia, sudorese, taquicardia.
PÉROLAS	Evitar betabloqueadores (podem piorar a pressão arterial). Cautela com carga de sal em pacientes com ICC/insuficiência renal.
REFERÊNCIAS	1) Gifford RW Jr. Management OF Hypertensive Crises. *JAMA*. 1991;266-829. 2) Kassin TA, Clarke DD, Mi VQ *et al.* Catecholamine-Induced Cardiomyopathy. *Endocr Pract*. 2008;14:1137.

Como tratar um paciente com miocardite?

CONCEITO-CHAVE	Miocardite é uma condição em que o músculo cardíaco é inflamado e danificado sem obstrução de artéria coronária, resultando em uma diminuição da função cardíaca.
HISTÓRIA	Paciente com infecção recente apresenta-se com febre, pródromos virais, dor torácica, mialgias, fadiga, dispneia, palpitações, ou insuficiência cardíaca. Estabelecer as características da dor torácica, presença de contatos doentes, medicações/drogas cardiotóxicas, história cardíaca, história familiar de doença cardíaca.
EXAME FÍSICO	Febre, sinais de baixo débito cardíaco, taquicardia, pulsos fracos, extremidades frias, bulhas cardíacas hipofonéticas, presença de B3, DVJ e edema. Inflamação miocárdica continuada pode resultar em cardiomiopatia dilatada, CMP restritiva, ou insuficiência VE aguda sem dilatação do VE.
ELETRO-CARDIOGRAMA	Inversões difusas de onda T e elevações do segmento ST. Alterações graves poderiam ter bloqueio de ramo, bloqueios AV de alto grau e ondas Q.
IMAGEAMENTO	RX tórax: Cardiomegalia, derrame pulmonar. Ecocardiograma avalia FEVE, tamanho das câmaras (presença de dilatação ventricular esquerda), anormalidades do movimento das paredes, VDF VE aumentado, presença de derrames. IRM cardíaca revela inflamação, realce retardado do contraste, seguindo-se à infusão de gadolínio e sinais aumentados de T2.
SÍNTESE	**MIO-NC** = **MIO**cardite **N**ão **C**omplicada. **MIO-DC** = **MIO**cardite com **D**isfunção **C**ardíaca. **MIO-G** = **MIO**cardite com **G**rave disfunção e morbidade. **TS** = **T**erapia de **S**uporte (para condições não complicadas: terapia sintomática, repouso no leito, controle da dor, AINEs). **TC** = **T**erapia **C**línica (se disfunção cardíaca estiver presente, usar IECA, inotrópicos [milrinona], digoxina, diuréticos, IVIG, esteroides, carvedilol). **NRES-TC** = Paciente **N**ão **RES**ponsivo à **T**erapia **C**línica. **BEM** = **B**iópsia **E**ndo**M**iocárdica. **TAV** = **T**erapia **A**nti**V**iral (terapia antiviral com ribavirina/interferon alfa, terapia imunossupressora com corticosteroides, ciclosporina, azatioprina). **NRES-TAV** = Paciente **N**ão **RES**ponsivo à **T**erapia **A**nti**V**iral.
EPIFANIA	**MIO-NC = TS** **MIO-DC = TC** **MIO-DC + NRES-TC = BEM** **MIO-G = TAV** **MIO-G + NRES-TAV = BEM**

DISCUSSÃO	– Miocardite pode causar doença branda com autorresolução, dor torácica, insuficiência cardíaca, arritmias e morte cardíaca súbita. – Causas comuns são vírus (coxsackie, parvovírus, EBV, CMV, adenovírus), bactérias (*Borrelia*, *Brucella*, *Rickettsia*, *Haemophilus*), protozoários(tripanossomo), fungos (*Aspergillus*), hipersensibilidade a drogas, reações autoimunes e toxinas, – Uso de rotina de terapia imunossupressora não é recomendado na miocardite. – Biópsia endomiocárdica é recomendada em pacientes com deterioração aguda da função cardíaca de etiologia que são não responsivos à terapia clínica. Biomarcadores transcriptônicos a partir de uma única biópsia endomiocárdica podem melhorar a detecção clínica de pacientes com doenças inflamatórias do coração. Esta conduta adianta o manejo clínico e o tratamento de distúrbios cardíacos com resultado altamente variável.
PÉROLAS	– 20% de mortes cardíacas súbitas são por miocardite. – Recuperação completa da função ventricular é vista em até 50% dos pacientes. – Maioria das causas/etiologias não são encontradas; diagnóstico definitivo exige biópsia de músculo cardíaco. – Colocar paciente sob telemetria/monitoramento eletrocardiográfico. Verificar HC, hemoculturas, enzimas cardíacas (CKMB, troponina I), LDH, ECG seriado, Eco, VHS/PCR, IgM sorologia de vírus e culturas, PFHs, autoanticorpos antialfamiosina, IgG anticardíaca.
REFERÊNCIAS	1) Mahrholdt H *et al.* Presentation, Patterns of Myocardial Damage, and Clinical Course of Viral Myocarditis. *Circulation.* 2006;114:1581. 2) Gerzen P *et al.* Acute Myocarditis. A Follow-up Study. *Br Heart J.* 1972;34:575. 3) Heidecker B *et al.* Transcriptomic Biomarkers for the Accurate Diagnosis of Myocarditis. *Circulation.* 2011;123:1174-1184.

SEÇÃO V

EXAME

Quais são os pulsos anormais no meu paciente e a quais condições cardíacas eles estão associados?

CONCEITO-CHAVE	Informação importante sobre o estado cardíaco do paciente é obtida pelo exame físico dos pulsos arteriais. Um diagnóstico diferencial pode ser feito inspecionando-se a pressão arterial e os pulsos centrais/periféricos.
HISTÓRIA	Paciente sendo avaliado apresenta-se com pulsos anormais no exame físico.
EXAME FÍSICO	Auscultar quanto a sopros, ruídos de atrito, galopes, localização do impulso paraesternal, elevações paraesternais.
SÍNTESE	**PFP** = **P**ulso **F**raco **P**equeno. **PHC** = **P**ulso **H**ipo**C**inético. **PR** = **P**ulso **R**etardado. **PGL** = **P**ulso **G**rande **L**atejante. **PDP** = **P**ulso com **D**uplo **P**ico. **OPSD** = **O**ndas **P**alpáveis: 1 na **S**ístole, 1 na **D**iástole. **AAP** = **A**lteração na **A**mplitude do **P**ulso. **PDDI** = **P**ulso **D**iminuído ou ausente **D**urante a **I**nspiração. **AMLE** = **A**scensão **M**ais **L**enta do pulso da **E**xtremidade Inferior em comparação à extremidade superior/disparidade em amplitude. **PP** = **P**ulsus **P**arvus (volume sistólico ventricular esquerdo diminuído, pressão de pulso estreita, resistência vascular periférica aumentada). **HV** = **H**ipo**V**olemia. **IVE** = **I**nsuficiência **V**entricular **E**squerda. **CR** = **C**ardiomiopatia **R**estritiva. **EM** = **E**stenose **M**itral. **PT** = **P**ulsus **T**ardus: estenose aórtica com pico sistólico retardado, obstrução ventricular esquerda. **PHERC** = **P**ulso **H**ip**ERC**inético: volume sistólico VE aumentado, pressão de pulso larga, resistência vascular periférica diminuída: fístulas AV, regurgitação mitral,defeito septal ventricular. **BMC** = **B**isferiens/**M**artelo d'água/**C**orrigan: regurgitação aórtica, cardiomiopatia hipertrófica. **DICR** = **DICR**ótico: baixos volumes sistólicos, cardiomiopatia dilatada. **PALT** = **P**ulso **ALT**ernante: comprometimento importante da Função VE. **PPAR** = **P**ulso **PAR**adoxal: tamponamento, obstrução da via aérea, obstrução da veia cava superior. **RRF** = **R**etardo **R**adio**F**emoral da coarctação da aorta.

EPIFANIA	**PFP = PP** **PHC = HV ou IVE ou CR ou EM** **PR = PT** **PGL = PHERC** **PDP = BMC** **OPSD = DICR** **AAP = PALT** **PDDI = PPAR** **AMLE = RRF**
DISCUSSÃO	O pulso arterial começa quando a valva aórtica se abre e o ventrículo esquerdo se contrai. Há uma elevação rápida chamada incisura anacrótica; a seguir, durante o relaxamento isovolumétrico, há uma inversão do fluxo antes do fechamento da valva aórtica que é chamada incisura.
PÉROLAS	Palpar todos os pulsos e notar diferenças entre eles, bem como fazer palpação simultânea dos pulsos em cada lado do corpo. Palpação dos pulsos também pode dar informação sobre bloqueios cardíacos e ritmos irregulares: pulsos irregularmente regulares são vistos em CAP/CVP, pulsos irregularmente irregulares vistos na fibrilação atrial.
REFERÊNCIAS	1) Chizner M, Ed. *Classic Teachings in Clinical Cardiology: A Tribute to W. Proctor Harvey*. Cedar Grove, NY: Laennec; 1996. 2) Fauci AS, Braunwald E, Isselbacher KJ *et al.*;Eds; *Harrisons Principles of Internal Medicine*. 15th Ed. New York, NY: McGraw-Hill; 2007.

Qual é o provável sopro cardíaco que eu estou auscultando?

CONCEITO-CHAVE	Auscultação de sopros é confiável e custo-efetivo para fazer diagnóstico de várias condições cardíacas.
HISTÓRIA	Paciente assintomático/sintomático com sopro apresentando-se com ou sem angústia respiratória, palidez, cianose, baqueteamento, diaforese, dor torácica.
EXAME FÍSICO	Observar intensidade 1–6 (1 sendo escassamente audível, 6 sendo ouvido sem estetoscópio sem contato com o tórax). Observar a configuração (em crescendo, decrescendo, em losango, platô), início e término, localização, irradiação, momento durante o ciclo cardíaco e resposta a manobras.
IMAGEAMENTO	Eco bidimensional e Doppler de fluxo em cores.
SÍNTESE *(Continua)*	**Sopros Sistólicos** **RM** = **R**egurgitação **M**itral. **RT** = **R**egurgitação **T**ricúspide. **DSV** = **D**efeito **S**eptal **V**entricular. **SI** = **S**opro **I**nocente. **EA** = **E**stenose **A**órtica. **EP** = **E**stenose **P**ulmonar. **CMOH** = **C**ardio**M**iopatia **O**bstrutiva **H**ipertrófica. **PVM** = **P**rolapso da **V**alva **M**itral. **DSA** = **D**efeito **S**eptal **A**trial. **VAC** = **V**alva **A**órtica **C**alcificada. **HS** = **H**olo**S**sistólico. **MSE** = **M**eso**S**sistólico de **E**jeção. **SMS** = **S**opro **M**eso**S**sistólico. **EMS** = **E**stalido **M**eso**S**sistólico e sopro. **AI** = **A**2 **I**naudível. **Sopros Diastólicos** **RA** = **R**egurgitação **A**órtica. **RP** = **R**egurgitação **P**ulmonar. **EM** = **E**stenose **M**itral. **ET** = **E**stenose **T**ricúspide. **PT** = **P**roto**D**iastólico. **TMD** = **T**roar **M**eso**D**iastólico

SÍNTESE *(Continuacão*	**Sopros Contínuos** **CAP** = **C**anal **A**rterial **P**atente. **CONT** = Zumbido venoso **CONT**ínuo.
EPIFANIA	**RM/RT/DSV = HS** **SI = MSE** **EA/EP/CMOH/DSA = SMS** **PVM = EMS** **VAC = AI** **RA/RP = PT** **EM/ET = TMD** **CAP = CONT**
DISCUSSÃO	A presença de sopros deve ser levada para dentro do contexto do paciente com importância de assinalar a presença de sintomas cardíacos conhecidos. A abordagem ao paciente deve primeiro determinar, se o sopro é sistólico ou diastólico. Sopros diastólicos e contínuos devem ser avaliados por ecocardiograma e cateterismo cardíaco, se apropriado. Sopros sistólicos graus 1–2 sem sintomas ou outros achados não exigem estudo adicional. Sopros sistólicos 1–2 com sintomas ou achados cardíacos ou holossistólicos grau 3 ou mais alto devem ser avaliados com ecocardiografia.
PÉROLAS	Todos os sopros diastólicos/holossistólicos/tardios são patológicos. Sopros proto e mesossistólicos podem ser funcionais. Acentuação durante a inspiração significa origem no lado direito e durante a expiração significa origem no lado esquerdo. Valsalva reduz a intensidade da maioria ao reduzir o enchimento ventricular, exceto PVM e CMOH (que são mais intensos na posição em pé). A maioria dos sopros são mais intensos em seguida a CVP (exceto sopros regurgitantes).
REFERÊNCIAS	1) Fustr V, O'rourke RA, Walsh RA *et al.*, eds. *Hurst's The Heart*. 12th Ed. New York, NY: McGraw-Hill; 2008. 2) Fauci AS, Braundwald E, Isselbacher KJ *et al.*, eds. *Harrison's Principles of Internal Medicine*. 15th Ed. New York, NY: McGraw-Hill; 2007.

Meu paciente necessita de avaliação cardíaca pré-operatória para cirurgia não cardíaca?

CONCEITO-CHAVE	A decisão de efetuar avaliação cardíaca pré-operatória para cirurgia não cardíaca é melhor em condições cardíacas subjacentes, fatores de risco, tipo de procedimento e a capacidade funcional do paciente.
HISTÓRIA	HDA: Paciente com condição cardíaca subjacente, submetendo-se à cirurgia não cardíaca. HPP: Doença de artéria coronariana, insuficiência cardíaca congestiva, dissecção aórtica, doença arterial periférica, acidente vascular encefálico, diabetes. HS: Fumo, álcool.
ELETRO-CARDIOGRAMA	ECG: Elevação do segmento ST, depressão do segmento ST, ondas Q profundas (> 1 mm), intervalo PR irregularmente variável, complexo QRS estreito.
IMAGEAMENTO	ECO: Fração de ejeção ventricular esquerda < 40%, aumentos atrial e ventricular esquerdos; calcificação anular da valva mitral, valva aórtica espessada/calcificada, valva aórtica bicúspide. Raios X: Cardiomegalia, cefalização dos vasos pulmonares (distribuição aumentada do fluxo para os ápices), derrame pleural.
SÍNTESE	**PAC PRÉ-OP** = **PAC**iente **PRÉ-OP**eratório, *i. e.*, indo para cirurgia. **CCA** = **C**ondição **C**ardíaca **A**tiva: doença valvar; arritmia (bloqueio atrioventricular (AV) de segundo grau, bloqueio AV de terceiro grau, taquicardia ventricular, taquicardia supraventricular); insuficiência cardíaca descompensada; infarto miocárdico recente (dentro de 30 dias); angina severa (limitação acentuada das atividades físicas, angina presente em repouso, incapacidade de realizar atividade sem desconforto). **A-T** = **A**valiar condição e **T**ratar condição antes da cirurgia. **PAR** = **P**rocedimento de **A**lto **R**isco: cirurgia aórtica ou vascular de grande porte; cirurgia arterial periférica; cirurgia cardiotorácica. **FR-C** = **F**atores de **R**isco **C**línicos: insuficiência cardíaca congestiva, doença vascular cerebral (acidente vascular encefálico, ataque isquêmico transitório); insuficiência renal (creatinina > 2); história de infarto do miocárdio (além de 30 dias), diabetes melito. **MCF** = **M**á **C**apacidade **F**uncional (< 4 equivalentes metabólicos [METS]). Paciente incapaz de subir um lance de escadas ou andar um quarteirão no plano. **TE** = Encaminhar paciente para **T**este de **E**sforço para avaliação da carga isquêmica. **AVAL-2A-NEG** = Dentro dos últimos **2 A**nos, se o paciente fez **AVAL**iação com um teste de esforço mostrando ausência de isquemia indutível ou um cateterismo cardíaco normal (*i. e.*, **NEG**ativo) e ausência de alteração nos sintomas clínicos ou eventos desde a época da última avaliação. **CIR** = Paciente pode prosseguir para **CIR**urgia.

EPIFANIA	**PAC PRÉ-OP + CCA = A-T** **PAC PRÉ-OP + PAR + FR-C = TE** **PAC PRÉ-OP + PAR + MCF = TE** **PAC PRÉ-OP + FR-C + MCF = TE** **PAC PRÉ-OP + PAR + FR-C + AVAL-2A-NEG = CIR** **PAC PRÉ-OP + PAR + MCF = CIR** **PAC PRÉ-OP + FR-C + MCF + AVAL-2A-NEG = CIR**
DISCUSSÃO	Avaliação cardíaca pré-operatória é importante para avaliar risco cardíaco perioperatório potencial, bem como avaliar a necessidade de estratificação do risco pós-operatório e intervenções dirigidas para a modificação dos fatores de risco coronarianos.
PÉROLAS	Capacidade funcional é expressa em equivalentes metabólicos. 1 MET é definido como 3,5 mL de captação de O_2/kg por min. – Cuidando de si próprio, como comendo, vestindo-se ou usando o toalete = 1 MET. – Caminhando um lance de escada ou um quarteirão no plano = 4 METs. – Fazendo trabalho pesado na casa, como esfregando chão ou levantando ou deslocando mobília pesada = 4–10 METs. – Participando em esportes vigorosos, como natação, jogo simples de tênis, futebol, basquete e esqui = > 10 METs.
REFERÊNCIA	1) Fleisher LA *et al.* ACC/AHA 2007 Guidelines on perioperative Cardiovascular Evaluation and Care for Noncardiac Surgery. *Circulation.* 2007;116:1971-962.

Como interpretar meus pacientes em uso de cateter de Swanz-Ganz?

CONCEITO-CHAVE	A interpretação de um cateterismo de Swanz-Ganz é fundamentada nas medições da pressão atrial direita, pressão da artéria pulmonar, pressão encunhada capilar pulmonar e sinais vitais.
HISTÓRIA	HDA: Dispneia, palpitações, fadiga, dor torácica. HPP: Insuficiência cardíaca congestiva, hipertensão, hipertensão pulmonar, pericardite. HS: Fumo, álcool.
EXAME FÍSICO	Hipotensão, febre, edema periférico, pressão venosa jugular elevada, pulso paradoxal (diminuição na pressão arterial sistólica [> 10 mmHg] na inspiração), sinal de Kussmaul (ausência de declínio inspiratório na pressão venosa jugular).
ELETRO-CARDIOGRAMA	Baixa voltagem, taquicardia sinusal, alternância elétrica (variabilidade do QRS de batimento a batimento).
IMAGEAMENTO	ECO = Colapso diastólico do átrio e ventrículo direitos; colapso atrial esquerdo; fração de ejeção ventricular esquerda < 40%; aumento atrial e ventricular esquerdos; anormalidades do movimento da parede. Raios X = Silhueta cardíaca aumentada.
SÍNTESE	**PA** = **P**ressão **A**rterial: sistólica 120 mmHg, diastólica normal 80 mmHg. **PAD** = **P**ressão **A**trial **D**ireita: 0–6 mmHg. **PAP** = **P**ressão da **A**rtéria **P**ulmonar: sistólica 12–30 mmHg, diastólica 6–12 mmHg (elevada = Pressão sistólica AP > 35 mmHg). **PCPE** = **P**ressão **C**apilar **P**ulmonar **E**ncunhada 6–12 mmHg. **DC** = **D**ébito **C**ardíaco 5 L/min. **RVS** = **R**esistência **V**ascular **S**istêmica 800–1440 mmHg. **[A]** = **A**umentada. **[D]** = **D**iminuída. **C-CG** = **C**hoque **C**ardio**G**ênico. **CS** = **C**hoque **S**éptico. **HVL** = **H**ipo**V**o**L**emia. **HTN-P** = **H**iper**T**e**N**são **P**ulmonar. **TAMP-P** = **TAMP**onamento **P**ericárdico.

EPIFANIA	**PA[D] + PAD[A] + PAP[A] + PCPE[A] + DC[D] + RVS[A] = C-CG** **PA[D] + PA[D] + PAP[D] + PCPE[A] + DC[A] + RVS[D] = CS** **PA[D] + PA[D] + PAP[D] + PCPE[D] + DC(D) + RVS[A] = HVL** **PAP[A] = HTN-P** **PA[D] + PA[A] + PA[A] + PCPE(A) + DC[D] + RVS[A] = TAMP-P**
DISCUSSÃO	Cateterismo de Swanz-Ganz é uma técnica efetiva e rápida para pacientes necessitando de monitoramento hemodinâmico para diagnóstico e tratamento do choque e complicações de insuficiência cardíaca.
REFERÊNCIA	1) Chatterjee K *et al.* The Swan-Ganz Catheters: Past, Present, and Future: A Viewpoint. *Circulation.* 2009;119:147-152.

Meu paciente necessita de triagem de um aneurisma aórtico abdominal (AAA)?

CONCEITO-CHAVE	O objetivo é identificar os pacientes com AAA antes que ocorra ruptura e equilibrar isto em relação a executar um teste desnecessário em populações de baixo risco.
HISTÓRIA	HDA: Idade, a vasta maioria dos pacientes serão assintomáticos. HPP: Doença vascular conhecida (doença de artéria coronária, doença vascular periférica, doença vascular do colágeno), fatores de risco para doença vascular (hipertensão, hiperlipidemia, diabetes). HF: Aneurisma ou dissecção aórtica. HS: Uso de tabaco.
EXAME FÍSICO	Massa pulsátil no epigástrio à palpação.
IMAGEAMENTO	Ultrassonografia abdominal: Diâmetro aórtico abdominal > 3 cm.
SÍNTESE	**AAA** = **A**neurisma **A**órtico **A**bdominal. **H-60-FAM** = **H**omens com **60** anos de idade ou mais velhos com história **FAM**ilial de AAA. **H-65-TAB** = **H**omens que têm **65** a 75 anos de idade que sempre usaram **TAB**aco. **US-ABD** = Encaminhar paciente para **U**ltra**S**sonografia **ABD**ominal para triagem uma vez para detecção de AAA.
EPIFANIA	**H-60-FAM = US-ABD** **H-65-TAB = US-ABD**

DISCUSSÃO	Ruptura de um aneurisma aórtico é uma causa comum de morte, e a mortalidade do reparo é muito maior depois da ruptura do que reparo eletivo. Existem métodos endovascular e aberto para reparo. Se um paciente não for candidato a reparo, caso um AAA seja descoberto, não faz sentido empreender a triagem. Não há regras rigorosas e estabelecidas para triagem em muitas populações em virtude de uma falta de dados mostrando que ela é custo-efetiva. A U.S. Preventive Services Task Force (USPSTF) recomenda contrariamente à triagem de rotina de mulheres, e a prevalência de AAA é seis vezes mais baixa em mulheres. É opinião do autor que a triagem deve ser considerada em pacientes de alto risco que não se enquadram nas diretrizes atuais com base no julgamento clínico. Tabaco é o mais forte fator de risco para AAA.
PÉROLAS	– Diâmetro normal da aorta abdominal é de 2 cm. – AAA roto é estimado como causador de 5% das mortes súbitas e é a 13ª mais comum causa de morte.
REFERÊNCIAS	1) Schermerhorn M. A 66-Year-Old Man with an Abdominal Aortic Aneurysm: Review of Screening and Treatment. *JAMA*. 2009;302(18):2015-2022. 2) Hirsch AT. ACC/AHA Guidelines for the Management of PAD. *Circulation*. 2006;113:e463.

SEÇÃO VI

ARRITMIAS

Como tratar a frequência e o ritmo do meu paciente com fibrilação atrial?

CONCEITO-CHAVE	O tratamento agudo da fibrilação atrial é fundamentado na estabilidade hemodinâmica e o tratamento crônico na prevenção de sintomas, tromboembolismo e insuficiência cardíaca.
HISTÓRIA	HDA: Duração e gravidade dos sintomas (palpitações, dispneia, fadiga, lipotimia ou síncope). Qualquer história de fibrilação atrial e se cardioversão foi tentada antes. HPP: Hipertireoidismo, hipertensão, infarto do miocárdio, estenose mitral.
EXAME FÍSICO	Pulso irregularmente irregular, distensão venosa jugular, estertores, edema periférico.
ELETRO-CARDIOGRAMA	Ondas P ausentes, intervalo R-R irregularmente irregular. 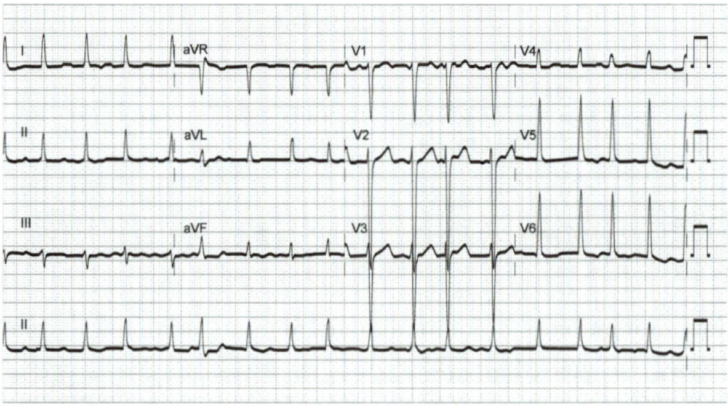 **Figura 55-1**
IMAGEAMENTO	ECO: Aumento atrial, função ventricular esquerda, função da valva mitral e velocidade do apêndice do átrio esquerdo, trombo atrial esquerdo.
SÍNTESE *(Continua)*	**FIBA** = **FIB**rilação **A**trial. **FVR** = **F**requência **V**entricular **R**ápida: frequência ventricular > 100 bpm. **HI** = **H**emodinamicamente **I**nstável: hipotensão (PA sistólica < 90 mmHg) e evidência de choque (alterações do estado mental ou débito urinário diminuído). **HE** = **H**emodinamicamente **E**stável: normotenso, função mental normal, nenhuma evidência de choque. **CDUR** = Paciente com FIBA < 48 horas (**C**urta **DUR**ação), se desconhecido ou dúvida quanto à duração genuína, supor LDUR. **LDUR** = Paciente com FIBA > 48 horas (**L**onga **DUR**ação) ou duração desconhecida. **CDV** = **C**ar**D**io**V**ersão com corrente contínua.

SÍNTESE *(Continuação)*

CDV-EL = **CDV EL**etiva. Há tempo para planejar o procedimento, incluindo consentimento informado, tratamento anestésico monitorado e avaliação quanto a trombo intracardíaco. Se FIBA for LDUR, obter um ecocardiograma transesofágico antes da CDV. Abortar CDV se qualquer trombo for encontrado e reavaliar depois de três semanas de anticoagulação.

CDV-EM = **CDV EM**ergencial: Efetuada para salvar a vida do paciente correndo o risco de tromboembolismo.

PEA = **P**rocurar **E**tiologia **A**lternativa do choque: Estar em FIBA com uma frequência ventricular normal não causa choque.

CDV-FALH = Paciente recebeu **CDV** no passado e recorreu em FIBA.

CF = **C**ontrole da **F**requência com objetivo de FC em repouso de 60–80 bpm, e < 110 bpm com esforço brando. Pra FVR, considerar metoprolol 5 mg IV a cada 15 minutos (máx. 15 mg) ou diltiazem em *bolus* IV 0,25 mg/kg seguido por infusão 10 mg/h IV (titular na faixa de 5 a 15 mg/h IV para o objetivo de frequência cardíaca). Para contexto não agudo, considerar metoprolol VO 25 a 100 mg duas vezes ao dia ou diltiazem 30 a 90 mg 3–4 vezes ao dia.

EPIFANIA

Ver capítulo sobre anticoagulação para FIBA em todos os casos.
FIBA + FVR + HI = CDV-EM
FIBA + HI + (NÃO FVR) = PEA
FIBA + HI + (NÃO CDV-FALH) = CF + CDV-EL
FIBA + HI + CDV-FALH = CF

DISCUSSÃO

A principal causa de morbidade e mortalidade em pacientes com FIBA é tromboembolismo (p. ex., acidente vascular encefálico) que ocorre decorrente de estase de sangue nos átrios e subsequente formação de trombo que é ejetado do coração. Mesmo se um paciente reverter ao ritmo sinusal, anticoagulação deve ser continuada, uma vez que FIBA possa ser paroxística e ainda haja risco de AVE. Controle da frequência é importante para evitar remodelação cardíaca e o desenvolvimento de insuficiência cardíaca (cardiomiopatia induzida por taquicardia).

CONTRA-INDICAÇÕES

Evitar betabloqueadores em pacientes com doença reativa das vias aéreas em atividade (p. ex., DPOC, asma). Evitar bloqueadores dos canais de cálcio não diidropiridínicos (p. ex., diltiazem) durante o tratamento a longo prazo em pacientes com disfunção sistólica ventricular esquerda.

PÉROLAS

O estudo Atrial Fibrillation Follow-Up Investigation of Rhythm Management (AFFIRM) mostrou que não houve diferença estatisticamente significativa na mortalidade com controle da frequência *versus* do ritmo.

REFERÊNCIAS

1) Wann LS *et al.* 2011 ACCF/AHA/HRS focused update on the management of patients with atrial fibrillation (updating the 2006 guideline). *Circulation.* 2011;123:104-123.
2) Antonielli E *et al.* Clinical value of left atrial appendage flow for prediction of long-term sinus rhythm maintenance in patients with nonvalvular atrial fibrillation. *J Am Coll Cardiol.* 2002;39:1443-1449.

Devo começar Coumadin (warfarin) no meu paciente com fibrilação atrial?

CONCEITO-CHAVE	A decisão de anticoagular na fibrilação atrial é fundamentada no risco de um evento tromboembólico.
HISTÓRIA	HDA: Duração dos sintomas (palpitações, dispneia, fadiga, lipotímia ou síncope). HPP: Hipertireoidismo, hipertensão, insuficiência cardíaca, estenose mitral, acidente vascular encefálico, ataque isquêmico transitório (AIT), qualquer tromboembolismo a partir do coração (p. ex., para a vasculatura mesentérica).
EXAME FÍSICO	Pulso irregularmente irregular, distensão venosa jugular, estertores, edema periférico.
ELETRO-CARDIOGRAMA	Ausência de ondas P, intervalos R-R irregularmente irregulares.
IMAGEAMENTO	ECO: Aumento atrial, função ventricular esquerda, função da valva mitral, velocidade no apêndice do átrio esquerdo, trombo atrial esquerdo.
SÍNTESE	**FIBA** = **FIB**rilação **A**trial. **CHADS2** = Escore de 0–6 com base na história do paciente: **C** Insuficiência Cardíaca **C**ongestiva [1 ponto] **H** **H**ipertensão [1 ponto] **A** Idade ≥ 75 anos [1 ponto] **D** **D**iabetes melito [1 ponto] **S2** AVE ou AIT prévio [2 pontos] **FRA** com AVE = **F**atores de **R**isco **A**ssociados a AVE = AVE prévio, AIT, tromboembolismo ou estenose mitral. **AAS** = **A**spirina 325 mg/dia (na ausência de contraindicações). **AC** = **A**nti**C**oagulação: Deve ser assegurado que não há contraindicação importante à anticoagulação antes de iniciar. Pode-se usar warfarin iniciada a 5 mg/dia e titulada até INR de 2,0–3,0. Vantagem da warfarin é ser barata, e desvantagem é a necessidade de acompanhamento frequente para ajustar a dose. Terapia alternativa é dabigatran 150 mg duas vezes ao dia. Vantagem é que não exige checagem quanto ao nível terapêutico. Desvantagem é o custo e não poder ser usado com válvulas protéticas ou doença valvar importante, insuficiência renal grave (*Clearance* de Creatinina < 15 mL/min) ou doença hepática avançada.
EPIFANIA	**FIBA + CHADS2 < 2 + (SEM FRA) = AAS** **FIBA + CHADS2 < 2 + FRA = AC** **FIBA + CHADS2 ≥ 2 = AC**

DISCUSSÃO

A principal causa de morbidade e mortalidade em pacientes com FIBA é tromboembolismo (p. ex., AVE) que ocorre graças à estase de sangue nos átrios e subsequente formação de trombo que se ejeta do coração. Mesmo se um paciente reverter ao ritmo sinusal, a anticoagulação deve ser continuada, uma vez que FIBA pode ser paroxística e ainda há risco de acidente vascular encefálico.

PÉROLAS

O escore CHADS2 é diretamente correlacionado com risco de AVE:

Escore CHADS2	Frequência de AVE Ajustada (%/ano)
0 (Baixa)	1,2–3,0
1–2 (Moderada)	2,8–4,0
3–6 (Alta)	5,9–18,2

CONTRA-INDICAÇÕES

Em pacientes grávidas com FIBA, o uso de warfarin deve ser evitado em razão de efeitos teratogênicos. Heparina não fracionada durante o primeiro trimestre e último mês de gravidez pode ser usada como substituto temporário.

REFERÊNCIAS

1) Wann LS *et al.* 2011 ACCF/AHA/HRS focused update on the management of patients with atrial fibrillation (updating the 2006 guideline). *Circulation.* 2011;123:104-123.
2) Fang MC *et al.* The net clinical benefit of warfarin anticoagulation in atrial fibrillation. *J Am Coll Cardiol.* 2008;51(8):810-815.
3) Gage BF *et al.* Selecting patients with atrial fibrillation for anticoagulation:Stroke Risk stratification in patients taking aspirin. *Circulation.* 2004;110(16):2287-2292.

Como tratar um paciente que se apresenta com *flutter* atrial agudo?

CONCEITO-CHAVE	O tratamento do *flutter* atrial agudo é fundamentado na reversão ao ritmo sinusal, manutenção do ritmo sinusal e prevenção de embolização sistêmica.
HISTÓRIA	HDA: Palpitações, sensação de desmaio, dispneia, síncope. HPP: Insuficiência cardíaca congestiva, infarto do miocárdio, cardiopatia reumática, hipertireoidismo, pericardite. HMP: Enxerto de pontes nas artérias coronárias.
ELETRO-CARDIOGRAMA	Ondas P ausentes, ondas de *flutter* "em dentes de serra" bifásicas presentes a uma frequência de cerca de 300 batimentos/min, frequência ventricular > 150 batimentos/min, complexo QRS estreito.
IMAGEAMENTO	ECO = Trombo atrial esquerdo, tamanho atrial esquerdo.
SÍNTESE	**FLUTA** = Paciente diagnosticado **FLUT**ter **A**trial em ECG de menos de 48 horas de duração. **HE** = **H**emodinamicamente **E**stável: paciente normotenso, sem choque cardiogênico e sem exibir alterações do estado mental. **HI** = **H**emodinamicamente **I**nstável: paciente com hipotensão, choque cardiogênico, alterações do estado mental. **REV-F** = **REV**ersão **F**armacológica com ibutilida (0,1 mg/kg ao longo de 10 minutos se paciente < 60 kg ou 1 mg ao longo de 10 minutos se paciente > 60 kg; se paciente deixa de reverter ao ritmo sinusal, repetir a dose outra vez). **CF** = **C**ontrole da **F**requência com objetivo de FC em repouso de 80 bpm e 110 bpm com exercício moderado. Administrar metoprolol 5 mg IV a cada 5 minutos (máx. 15 mg) ou digoxina 0,25 mg IV a cada 2 horas (máx. 1,5 mg) em pacientes com insuficiência cardíaca e sem via acessória. **CDV** = Encaminhar paciente para **C**ar**D**io**V**ersão com corrente contínua. **CHADS2** = Ver capítulo "Devo começar anticoagulação no meu paciente com FIBA?" **ABL-CAT** = Encaminhar paciente para **ABL**ação por **CAT**eter de radiofrequência para prevenir recorrência do *flutter* atrial. **AC** = **A**nti**C**oagulação **O**ral com warfarin. INR-alvo de 2–3 e em pacientes com válvulas mecânicas um INR-alvo de 2,5–3,5. **AAS** = **A**spirina 325 mg/dia via oral.
EPIFANIA	**Controlando frequência:** **FLUTA + HE = CF + REV-F** **FLUTA + HI = CDV** **Anticoagulação:** **FLUTA + CHADS2 > = 2 = AC** **FLUTA + CHADS2 < 2 = AAS**

DISCUSSÃO	Em pacientes com *flutter* atrial, a decisão de começar anticoagulação é tomada da mesma maneira que com fibrilação atrial com base no critério CHADS2.
CONTRA-INDICAÇÕES	– Ibutilida pode causar prolongamento de QT-c, o que pode levar a torsades de pointes. Pacientes devem ser observados com monitoramento contínuo do ECG por quatro horas ou até que QT-c tenha retornado à linha de base depois de ser começada ibutilida.
PÉROLAS	– Ibutilida reverte *flutter* atrial ao ritmo sinusal normal em aproximadamente 60% dos pacientes. – Se os pacientes não ficarem bem controlados com medicações ou extremamente sintomáticos, eles podem ser encaminhados para consideração de ablação com cateter.
REFERÊNCIAS	1) Wellens HJ. Contemporary management of atrail flutter. *Circulation.* 2002;106:649. 2) Singer DE *et al.* Antithrombotic therapy in atrail fibrillation. *Chest.* 2009;133:546S. 3) Stambler BS *et al.* Efficacy of intravenous ibutilide for rapid termination of atrial flutter. *Circulation.* 1996;94:1613-1621.

Como tratar meu paciente com síndrome de Brugada?

CONCEITO-CHAVE	O tratamento da síndrome de Brugada é focado na prevenção da morte cardíaca súbita (MCS) e balanceamento dessa terapia em relação a terapias invasivas desnecessárias.
HISTÓRIA	HDA: Síncope, capacidade de exercício. HPP: Parada cardíaca súbita, taquicardia ventricular, síncope. HF: Síndrome de Brugada, morte cardíaca súbita. HS: Homem. MED: Bloqueador dos canais de sódio cardíacos [procainamida], bloqueador dos canais de cálcio [diltiazem], betabloqueador [propanolol], antidepressivos tricíclicos [amitriptilina], inibidor seletivo da recaptação de serotonina [fluoxetina].
ELETRO-CARDIOGRAMA	Tipo I: Elevação côncava do segmento ST > = 2 mm (0,2 mV) no ponto J com onda T negativa em > = 2 derivações precordiais direitas (V1–V3). Tipo II: Elevação em sela de ST com uma alta origem de elevação de ST > = 2 mm, um cavado exibindo elevação > = 1 mm de ST, e uma onda T positiva ou bifásica. Tipo III: Elevação côncava ou em sela do segmento ST de < 1 mm. Bloqueio de ramo direito (BRD) ou BRD incompleto.
SÍNTESE	**BRUG** = Paciente diagnosticado com síndrome de **BRUG**ada tipo I, II ou III no ECG. **A-RISCO** = Paciente tem **A**lto **RISCO** de morte cardíaca súbita: Paciente teve um episódio de morte cardíaca súbita, arritmia maligna documentada (taquicardia ventricular ou fibrilação ventricular), ou uma forte suspeita clínica de ter arritmias sérias (síncope). **PREF** = **PREF**erência do paciente para receber CDI: Depois de discussão cuidadosa dos riscos *versus* benefícios e levar em conta circunstâncias especiais (como forte história familial de morte súbita), os pacientes podem optar por CDI como prevenção primária. **MED-TX** = Tratamento clínico: começar bissulfato de quinidina 300 mg VO a cada 6 h para prevenir deterioração para arritmias malignas. **CDI** = Encaminhar paciente para colocação de **C**ardioversor-**D**esfibrilador **I**mplantável.
EPIFANIA	**BRUG = MED-TX** **BRUG + A-RISCO = CDI** **BRUG + PREF = CDI**
DISCUSSÃO	Em pacientes com síndrome de Brugada que estão em alto risco, a colocação de um CDI é preferida em relação à quinidina uma vez que ele é mais efetivo para prevenir morte cardíaca súbita.

CONTRA-INDICAÇÕES	– Quinidina pode prolongar o intervalo QT-c, o que pode levar a torsades de pointes, e deve ser monitorado quando da iniciação do tratamento.
PÉROLAS	– Pacientes com síndrome de Brugada e história de síncope têm um risco 2,5 vezes mais alto de morte cardíaca súbita do que pacientes sem nenhuma história de síncope.
REFERÊNCIAS	1) Belhassen B *et al.* Efficacy of quinidine in high-risk patients with Brugada syndrome. *Circulation.* 2004;110:1731-1737. 2) Epstein AE *et al.* ACC/AHA/HRS 2008 guidelines for device-based therapy of cardiac rhythm abnormalities. *Circulation.* 2008;117:e350.

Como tratar bloqueio atrioventricular de terceiro grau?

CONCEITO-CHAVE	O tratamento do bloqueio atrioventricular (AV) de terceiro grau é fundamentado primeiramente na identificação e tratamento das causas reversíveis e colocação de marca-passo, se indicado.
HISTÓRIA	HDA: Avaliar presença e gravidade dos sintomas: síncope, tonteira, dispneia, palpitações. HPP: DAC, insuficiência cardíaca congestiva, hipertensão, síndrome de hipersensibilidade do seio carotídeo. HF: Bloqueio AV. HMP: Ablação por cateter. MED: Bloqueadores dos canais de cálcio, betabloqueadores, digital, amiodarona, adenosina, quinidina, procainamida.
ELETRO-CARDIOGRAMA	Intervalo PR irregularmente variável, ausência de associação (dissociação) entre onda P e QRS.
SÍNTESE	**BAV-3** = Paciente diagnosticado com **B**loqueio **A**trio**V**entricular de **3º** grau no ECG. **BC** = Bradicardia importante: frequência ventricular < 55 bpm ou períodos de assistolia > 3 segundos. **HI** = **H**emodinamicamente **I**nstável: hipotensão (PA sistólica < 90 mmHg) e evidência de choque (alterações do estado mental ou débito urinário diminuído). **HE** = **H**emodinamicamente **E**stável: normotenso, função mental normal, sem evidência de choque. **MPT** = **M**arca-**P**asso **T**emporário: Colocado emergencialmente. Podem-se utilizar eletrodos de estimulação transcutânea ou marca-passo transvenoso. **T-REV** = **T**ratar causa **REV**ersível de BAV-3: – Parar medicações que prejudicam a condução AV (p. ex., bloqueadores dos canais de cálcio, betabloqueadores, digital, amiodarona, adenosina, quinidina, procainamida). – Corrigir eletrólitos (esp. K, Ca e F). – Avaliar e tratar isquemia miocárdica (ver este capítulo). – Reduzir tônus vagal aumentado (p. ex., tratar dor abdominal). **MPP** = **M**arca-**P**asso **P**ermanente. Colocado eletivamente depois que BAV-3 persiste após o tratamento de causas reversíveis. Paciente encaminhado para eletrofisiologia para colocação.
EPIFANIA	**BAV-3 + BC + HI = MPT + T-REV + MPP** **BAV-3 + BC + HE = T-REV + MPP**

DISCUSSÃO	Em pacientes em que causas reversíveis de bloqueio AV de terceiro grau foram excluídas, a colocação de marca-passo reestabelecerá a condução a partir do nó sinoatrial para o nó AV.
PÉROLAS	A conduta básica em um paciente com BAV-3 é: 1) estabilizar (pode necessitar marca-passo temporário), 2) identificar e tratar causas reversíveis, e 3) avaliar quanto a marca-passo permanente.
REFERÊNCIA	1) Epstein AE *et al.* ACC/AHA/HRS 2008 guidelines for device-based therapy of cardiac rhythm abnormalities. *Circulation*. 2008;117:e350.

Como tratar meu paciente com bloqueio atrioventricular de segundo grau tipo I (Wenckebach)?

CONCEITO-CHAVE	O tratamento do bloqueio atrioventricular (AV) de segundo grau tipo 1 (Wenckebach) é fundamentado na identificação e tratamento das causas reversíveis e colocação de marca-passo, se indicado.
HISTÓRIA	HDA: Síncope, angina, insuficiência cardíaca. HPP: DAC, insuficiência cardíaca congestiva, hipertensão, síndrome de hipersensibilidade do seio carotídeo. HF: Bloqueio AV. MED: Bloqueadores dos canais de cálcio, betabloqueadores, digital, amiodarona, adenosina, quinidina, procainamida.
ELETRO-CARDIOGRAMA	Prolongamento progressivo do intervalo PR seguido por uma onda P não conduzida.
SÍNTESE	**BAV-2-1** = Paciente diagnosticado com **B**loqueio **AV** de **2º** grau tipo **1** no ECG. **REV** = Causa **REV**ersível de BAV-2-1, como tônus vagal aumentado (massagem carotídea produzindo assistolia > 3 segundos), isquemia miocárdica (ecocardiograma de esforço), ou drogas (bloqueadores dos canais de cálcio, betabloqueadores, digital, amiodarona, adenosina, quinidina, procainamida) que suprimem a condução atrioventricular. **T-REV** = Se presente, **T**ratar causa **REV**ersível de BAV-2-1. – Tônus vagal aumentado, encaminhar para colocação de marca-passo. – Isquemia miocárdica, ver capítulo sobre teste de esforço positivo. – Descontinuar medicação (bloqueadores dos canais de cálcio, betabloqueadores, digital, amiodarona, adenosina, quinidina, procainamida) que está levando à condução AV prejudicada. **MP** = Encaminhar o paciente para colocação de **M**arca-**P**asso. **BCS** = **B**radi**C**ardia **S**intomática: frequência cardíaca < 55 bpm com síncope, tonteira, fadiga ou intolerância ao exercício. **ASSIS-3** = Período de **ASSIS**tolia durando > **3** segundos ou frequência de escape < 40 bpm. **EXER** = BAV-2-1 ocorrendo durante **EXER**cício na ausência de isquemia miocárdica. **V-40** = Frequência **V**entricular > **40** bpm com disfunção ventricular esquerda, cardiomegalia ou bloqueio abaixo do nó AV. **PÓS-IM** = BAV-2-1 ocorrendo após **I**nfarto do **M**iocárdio. **DNM** = **D**oenças **N**euro**M**usculares como distrofia muscular miotônica, ou atrofia muscular fibular. **ABL** = BAV-2-1 ocorrendo após **ABL**ação por cateter da junção AV.

EPIFANIA	**BAV-2-1 + REV = T-REV** **BAV-2-1 + BCS = MP** **BAV-2-1 + ASSIS-3 = MP** **BAV-2-1 + EXER = MP** **BAV-2-1 + V-40 = MP** **BAV-2-1 + PÓS-IM = MP** **BAV-2-1 + DNM = MP** **BAV-2-1 + ABL = MP**
DISCUSSÃO	Em pacientes com bloqueio AV de segundo grau as causas reversíveis devem ser avaliadas antes que a colocação de marca-passo seja considerada.
PÉROLAS	– A distinção entre bloqueio AV de segundo grau tipos I e II não pode ser feita quando há um bloqueio a 2:1 (batimentos alternados são perdidos), uma vez que não haja maneira de observar o prolongamento de PR.
REFERÊNCIA	1) Epstein AE *et al.* ACC/AHA/HRS 2008 guidelines for device-based therapy of cardiac rhythm abnormalities. *Circulation.* 2008;117:e350.

Como tratar meu paciente com bloqueio atrioventricular de segundo grau tipo II?

CONCEITO-CHAVE	O tratamento do bloqueio atrioventricular (AV) de segundo grau tipo II é fundamentado na identificação e tratamento das causas reversíveis e colocação de marca-passo, se indicado.
HISTÓRIA	HDA: Síncope, angina, insuficiência cardíaca HPP: DAC, insuficiência cardíaca congestiva, hipertensão, síndrome de hipersensibilidade do seio carotídeo. HF: Bloqueio AV. MED: Bloqueadores dos canais de cálcio, betabloqueadores, digital, amiodarona, adenosina, quinidina, procainamida.
ELETRO-CARDIOGRAMA	Intervalo PR prolongado de duração fixa seguido por uma onda P que deixa de se conduzir aos ventrículos, complexo QRS largo.
SÍNTESE	**BAV-2-2** = Paciente diagnosticado com **B**loqueio **AV** de 2º grau tipo 1 no ECG. **REV** = Causa **REV**ersível de BAV-2-2, como tônus vagal aumentado (massagem carotídea produzindo assistolia > 3 segundos), isquemia miocárdica (ecocardiograma de esforço) ou drogas (bloqueadores dos canais de cálcio, betabloqueadores, digital, amiodarona, adenosina, quinidina, procainamida) que suprimem a condução atrioventricular. **T-REV** = Se presente, **T**ratar causa **REV**ersível de BAV-2-2. – Tônus vagal aumentado, encaminhar para colocação de marca-passo. – Isquemia miocárdica, ver capítulo sobre teste de esforço positivo. – Descontinuar medicação (bloqueadores dos canais de cálcio, betabloqueadores, digital, amiodarona, adenosina, quinidina, procainamida) que estiver causando condução AV prejudicada. **MP** = Encaminhar o paciente para colocação de **M**arca-**P**asso. **BCS** = **B**radi**C**ardia **S**intomática: frequência cardíaca < 55 bpm com síncope, tonteira, fadiga ou intolerância ao exercício. **ASSIS-3** = Período de **ASSIS**tolia durando > **3** segundos ou frequência de escape < 40 bpm. **EXER** = BAV-2-2 ocorrendo durante **EXER**cício na ausência de isquemia miocárdica. **V-40** = Frequência **V**entricular > **40** bpm com disfunção ventricular esquerda, cardiomegalia ou bloqueio abaixo do nó AV. **PÓS-IAM** = BAV-2-2 ocorrendo após **I**nfarto do **M**iocárdio. **DNM** = **D**oenças **N**euro**M**usculares, como distrofia muscular miotônica ou atrofia muscular fibular. **ABL** = BAV-2-2 ocorrendo após **ABL**ação com cateter da junção AV.

E EPIFANIA	**BAV-2-2 + REV = T-REV** **BAV-2-2 + BCS = MP** **BAV-2-2 + ASSIS-3 = MP** **BAV-2-2 + EXER = MP** **BAV-2-2 + V-40 = MP** **BAV-2-2 + PÓS-IAM = MP** **BAV-2-2 + DNM = MP** **BAV-2-2 + ABL = MP**
DISCUSSÃO	Em pacientes com bloqueio AV de segundo grau, causas reversíveis devem ser avaliadas antes que colocação de marca-passo seja considerada.
PÉROLAS	– Bloqueio AV pode ser provocado por exercício e é mais frequentemente causado por doença no sistema de His-Purkinje.
REFERÊNCIA	1) Epstein AE *et al.* ACC/AHA/HRS 2008 guidelines for device-based therapy of cardiac rhythm abnormalities. *Circulation.* 2008;117:e350.

É apropriado o meu paciente consumir bebida energética?

CONCEITO-CHAVE	A decisão de permitir ao paciente consumir uma bebida energética é fundamentada na condição médica e nível de atividade física e aptidão.
HISTÓRIA	HPP: Doença de artéria coronariana (DAC), hipertensão, insuficiência cardíaca congestiva (ICC), arritmias (bloqueio cardíaco, taquicardia supraventricular, fibrilação atrial). HS: álcool.
ELETRO-CARDIOGRAMA	Ondas Q, bloqueio cardíaco.
IMAGEAMENTO	ECO: FEVE < 40%, aumento AE e VE, anormalidades do movimento da parede.
SÍNTESE	**BE** = **B**ebida **E**nergética contendo mais de 140 mg de cafeína por 480 mL. **ATL** = **ATL**eta = exercitando-se na maioria dos dias do ano e envolvido em atividades atléticas competitivas. **N-ATL** = **N-ATL**eta = não se exercitando na maioria dos dias do ano e não envolvido em atividades atléticas competitivas. **1-LATA-BE** = Limitar consumo de BE a < 500 mL ou **1 LATA**/dia. Não misturar **BE** com álcool. Reidratar-se com água depois de atividade ou exercício físico intenso. Consultar profissional de saúde, se experimentar quaisquer efeitos colaterais da BE. **EVITAR** = **EVITAR** consumo de BE. **COND-MED** = Paciente com as seguintes **COND**ições **MÉD**icas: hipertensão, DAC, ICC ou história de arritmias. **CONS** = **CONS**ultar médico antes de usar BE.
EPIFANIA	**ATL = EVITAR** **N-ATL = 1-LATA-BE** **N-ATL + COND-MED = CONS**
DISCUSSÃO	Ingestão de uma bebida energética antes de atividade física intensa pode ter efeitos adversos sérios, como agitação, irritabilidade, desidratação e pressão arterial aumentada. Indivíduos com doença cardíaca subjacente devem consultar seus médicos antes de consumir uma bebida energética.

PÉROLAS	– Efeitos adversos da cafeína tipicamente se manifestam com ingestão mais alta do que 200 mg; estes incluem insônia, nervosismo, cefaleia, taquicardia, arritmia e náusea.
REFERÊNCIA	1) Higgins JP *et al.* Energy beverages: content and safety. *Mayo Clin Proc.* 2010;85(11):1033-1041.

Este ECG mostra alterações por hiperpotassemia?

CONCEITO-CHAVE	Em pacientes com hiperpotassemia (potássio > 5 mEq/L), alterações se manifestarão no ECG, bem como o paciente pode manifestar sinais e sintomas.
HISTÓRIA	HDA: Fraqueza muscular começando nas pernas e progredindo para os braços, paralisia. HPP: Acidose tubular renal, hipoaldosteronismo, insuficiência renal, diabetes. LABS: Potássio > 5 mEq/L.
ELETRO-CARDIOGRAMA	ECG: Ondas T altas e pontiagudas. intervalo QT encurtado, alongamento progressivo do intervalo PR e duração do QRS.
SÍNTESE	**ECG-HIPERPOT** = Alterações do **ECG** com **HIPERPOT**assemia vistas são ondas T altas e pontiagudas, intervalo QT encurtado, alongamento progressivo do intervalo PR e duração do QRS. **SUS-HIPERPOT** = **SUS**peita de **HIPERPOT**assemia com base unicamente em achados ECG. **LAB-HIPERPOT** = K > 5 mEq/L. **HIPERPOT** = Diagnóstico confirmado de **HIPERPOT**assemia.
EPIFANIA	**ECG-HIPERPOT = SUS-HIPERPOT** **SUS-HIPERPOT + LAB-HIPERPOT = HIPERPOT**
DISCUSSÃO	Alterações acentuadas no ECG e manifestações físicas de hiperpotassemia usualmente ocorrem quando a concentração sérica de potássio é ≥ 7,0 mEq/L, ou em níveis mais baixos com uma elevação aguda no potássio sérico.
PÉROLAS	– Hiperpotassemia pode levar à bradicardia sinusal, parada sinusal, ritmo idioventricular lento, taquicardia ventricular, fibrilação ventricular, assistolia.
REFERÊNCIAS	1) Wagner GS. *Marriotts Practical Electrocardiography*. 10th Ed. New York, NY: Lippincott Williams and Wilkins; 2000. 2) Mattu A *et al.* Electrocardiographic manifestations of hyperkalemia. *Am J Emerg Med.* 2000 Oct;18(6):721-729.

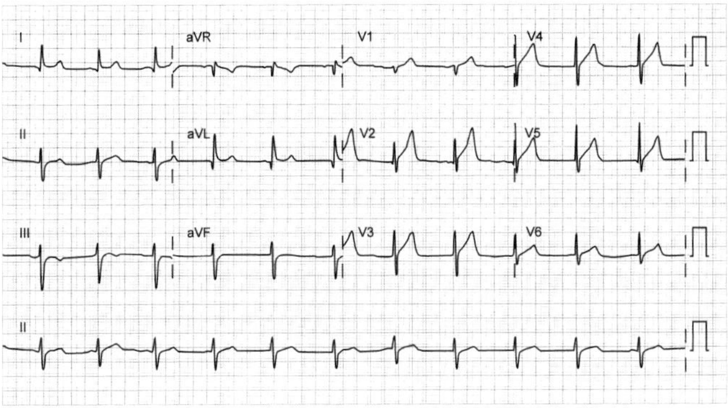

Figura 63-1

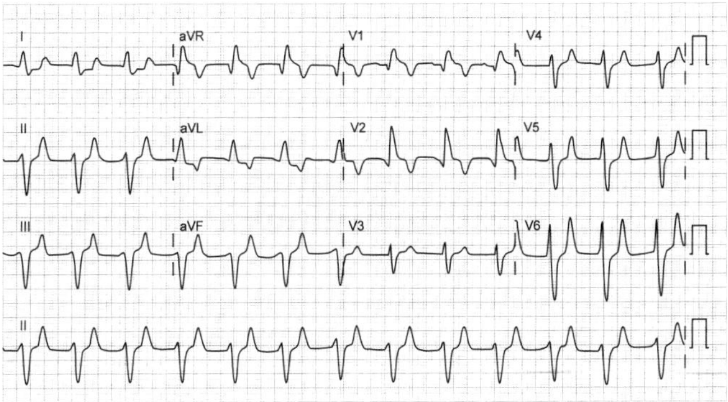

Figura 63-2

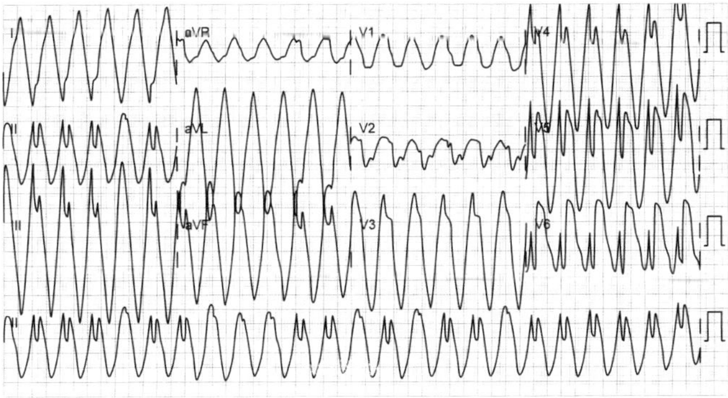

Figura 63-3

Este ECG mostra alterações por hipopotassemia?

CONCEITO-CHAVE	Em pacientes com hipopotassemia [potássio < 3,5 mEq/L], alterações podem manifestar-se no eletrocardiograma.
HISTÓRIA	HDA: Fraqueza muscular (classicamente começando nas pernas e progredindo para os braços), paralisia, tetania, dispneia, náusea/vômito. HPP: Diarreia, síndrome de Conn, hipomagnesemia. MED: Diurético de alça [p.ex., furosemida], diurético tiazídico [p. ex., hidroclorotiazida]. LABS: Potássio < 3 mEq/L.
ELETRO-CARDIOGRAMA	ECG: Depressão do segmento ST, amplitude diminuída da onda T, ondas U em V4–V6 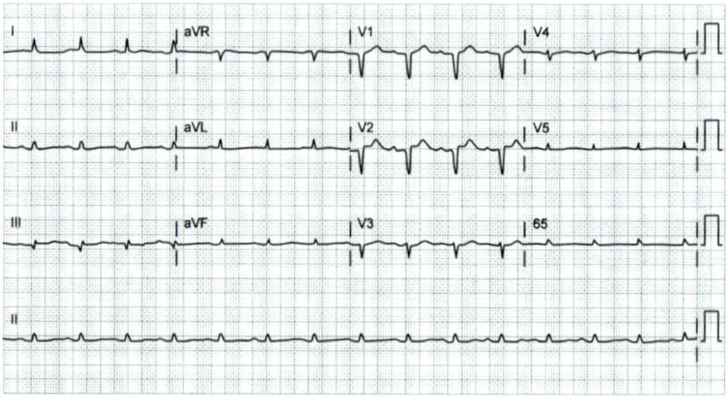 **Figura 64-1**
SÍNTESE	**E-DST** = **E**CG mostra **D**epressão do segmento **ST**. **E-DAMPOT** = **E**CG mostra **D**iminuição da **AMP**litude da **O**nda **T**. **E-OU** = **E**CG mostra **O**nda **U** (mais bem vista em V4-V6). **SUS-HIPOPOT** = **SUS**peitar **HIPOPOT**assemia com base unicamente nos achados ECG. Se vistos, obter concentração sérica de potássio sérico a não ser que anormalidades do ECG sejam iguais ao ECG prévio e concentração de potássio era normal naquele momento. **LAB-HIPOPOT** = Potássio plasmático (**K**) < 3,5 mEq/L. **HIPOPOT** = Diagnóstico confirmado de **HIPOPOT**assemia.
EPIFANIA	**E-DST + E-DAMPOT + E-OU = SUS-HIPOPOT** **LAB-HIPOPOT = HIPOPOT**

DISCUSSÃO	Alterações acentuadas no ECG e manifestações físicas de hipopotassemia usualmente ocorrem quando a concentração sérica de potássio é < 2,5 mEq/L (definida como hipotassemia grave).
PÉROLAS	– Hipopotassemia pode levar à rabdomiólise uma vez que a liberação de potássio das células musculares normalmente medeia vasodilatação e fluxo sanguíneo aumentado aos músculos durante exercício; potássio diminuído leva a um fluxo sanguíneo diminuído para os músculos durante exercício.
REFERÊNCIAS	1) Wagner GS. *Marriotts Practical Electrocardiography*. 10th Ed. New York, NY: Lippincott Williams and Wilkins; 2000. 2) Shintani S *et al.* Marked hypokalemic rhabdomyolysis with myoglobinuria due to diuretic treatment. *Eur Neurol.* 1991;31(6):396-398.

Este ECG mostra sinais de hipercalcemia?

CONCEITO-CHAVE	Em pacientes com hipercalcemia (cálcio > 11 mEq/L), alterações serão manifestadas no ECG, bem como fisicamente.
HISTÓRIA	HDA: Constipação, fraqueza muscular, fadiga, confusão, poliúria, polidipsia, desidratação, náusea. HPP: Hiperparatireoidismo, malignidade, doença renal crônica, nefrolitíase. LABS: Cálcio > 11 mEq/L.
ELETRO-CARDIOGRAMA	ECG: Intervalo QT encurtado, prolongamento do PR, inscrição para cima da porção inicial da onda T, amplitude aumentada do QRS, ondas T bifásicas.
SÍNTESE	**ECG-CA-ELEVADO** = Alterações do **ECG** com **CÁ**lcio **ELEVADO** são intervalo QT encurtado, prolongamento do PR, inscrição para cima da porção inicial da onda T, amplitude aumentada do QRS, ondas T bifásicas. **HIPERC** = **HIPERC**alcemia. **LAB-CA-ELEVADO** = **LAB** mostrando nível de **CÁ**lcio **ELEVADO** (> 11 mEq/L)
EPIFANIA	**ECG-CA-ELEVADO + LAB-CA-ELEVADO = HIPERC**
DISCUSSÃO	Pacientes com níveis de cálcio sérico < 12 mg/dL podem ser assintomáticos mas podem exibir sintomas, como fadiga ou constipação. Um nível de cálcio sérico de 12–14 mg/dL se manifestará mais frequentemente com sintomas de fraqueza muscular, poliúria, náusea, desidratação e/ou polidipsia.

PÉROLAS	– Hipercalcemia crônica pode levar à deposição de cálcio nas valvas cardíacas, artérias coronárias e miocárdio, resultando em hipertensão e cardiomiopatia.
REFERÊNCIA	1) Wagner GS. *Marriotts Practical Electrocardiography*. 10th Ed. New York, NY: Lippincott Williams and Wilkins; 2000.

Este ECG mostra alterações por hipocalcemia?

CONCEITO-CHAVE	Em pacientes com hipocalcemia (cálcio < 9 mg/dL), alterações se manifestarão no ECG, bem como o paciente pode manifestar sinais e sintomas.
HISTÓRIA	HDA: Tetania, convulsão, ansiedade. HPP: Hipoparatireoidismo, deficiência ou resistência à vitamina D, insuficiência renal crônica. HMP: Cirurgia de cabeça e pescoço (tireoidectomia). LABS. Cálcio < 9 mg/dL.
EXAME FÍSICO	Sinal de Trousseau (espasmo carpopedal por insuflação de um esfigmomanômetro acima da pressão arterial sistólica por três minutos). Sinal de Chvostek (contração de músculos faciais pela percussão do nervo facial anterior à orelha), papiledema.
ELETRO-CARDIOGRAMA	ECG: Intervalo QT prolongado (> 0,45 segundo em homens e > 0,47 segundo em mulheres).
SÍNTESE	**ECG-HIPOCA** = Alterações **ECG** vistas com cálcio baixo ou **HIPOCA**lcemia são intervalo QT prolongado (> 0,45 segundo em homens e > 0,47 segundo em mulheres). **SUS-HIPOCA** = **SUS**peitar **HIPOCA**lcemia com base unicamente nos achados do ECG. **LAB-HIPOCA** = **LAB** mostrando **HIPOCA**lcemia, *i. e.*, cálcio < 9 mg/dL. **HIPOCA** = Diagnóstico confirmado de **HIPOCA**lcemia.
EPIFANIA	**ECG-HIPOCA = SUS-HIPOCA** **SUS-HIPOCA + LAB-HIPOCA = HIPOCA**
DISCUSSÃO	Hipocalcemia aguda é caracterizada por irritabilidade neuromuscular ou tetania, que pode se manifestar como entorpecimento perioral, parestesias das mãos e pés, câibras musculares, ou espasmo carpopedal grave, laringospasmo.

PÉROLAS	– Torsades de pointes podem ser desencadeadas em virtude do prolongamento do intervalo QT.
REFERÊNCIA	1) Wagner GS. *Marriotts Practical Electrocardiography*. 10th Ed. New York, NY: Lippincott Williams and Wilkins; 2000.

Este ECG mostra bloqueio de ramo direito?

CONCEITO-CHAVE

Em pacientes com bloqueio de ramo direito (BRD), alterações serão manifestadas no ECG.

HISTÓRIA

HDA: Dispneia, tosse, dor torácica.
HPP: Hipertrofia ventricular direita, *cor pulmonale,* hipertensão, doença de artéria coronariana.
HMP: Cateterismo cardíaco direito.

ELETRO-CARDIOGRAMA

ECG: Duração do QRS > 0,12 segundo, qRS ou qrS nas derivações I e V6, depressão de ST e inversão de onda T nas derivações precordiais direitas (V1-V3), vetores ST-T são discordantes do vetor QRS medioterminal.

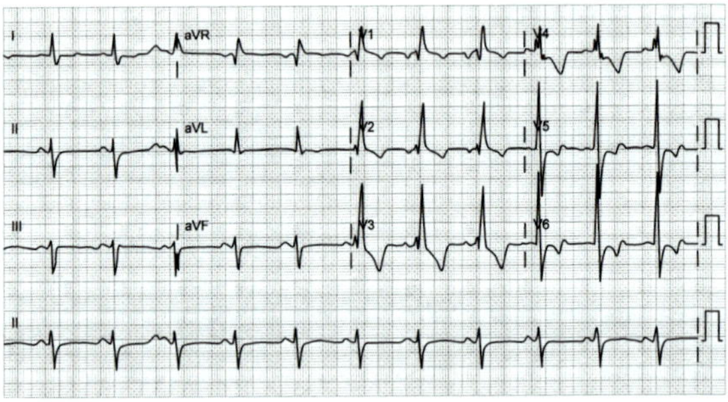

Figura 67-1

SÍNTESE

ECG-RD = Duração do QRS > 0,12 segundo, qRS ou qrS nas derivações I e V6, depressão de ST e inversão da onda T nas derivações precordiais direitas (V1-V3), vetores ST-T são discordantes do vetor espacial QRS medioterminal.
BRD = **B**loqueio de **R**amo **D**ireito.

EPIFANIA

ECG-RD = BRD

DISCUSSÃO	Bloqueio de ramo direito é um achado comum no ECG, que aumenta em prevalência com a idade.
PÉROLAS	– A artéria descendente anterior esquerda é o principal suprimento sanguíneo do bloqueio de ramo direito.
REFERÊNCIA	1) Wagner GS. *Marriotts Practical Electrocardiography*. 10th Ed. New York, NY: Lippincott Williams and Wilkins; 2000.

Este ECG mostra bloqueio de ramo esquerdo?

CONCEITO-CHAVE

Em pacientes com bloqueio de ramo esquerdo (BRE), alterações serão manifestadas no eletrocardiograma.

HISTÓRIA

HDA: Pode ser assintomático, dor torácica, dispneia, palpitações.
HPP: Doença de artéria coronariana, hipertensão, insuficiência cardíaca, infarto do miocárdio.

ELETRO-CARDIOGRAMA

ECG: QRS > 0,12 segundo; perda da onda Q e onda R arrastada larga nas derivações I, aVL e v6; rS ou QS em V1; depressão de ST e inversão da onda T em V4–v6; elevação de ST e ondas T eretas nas derivações precordiais (V1–V3).

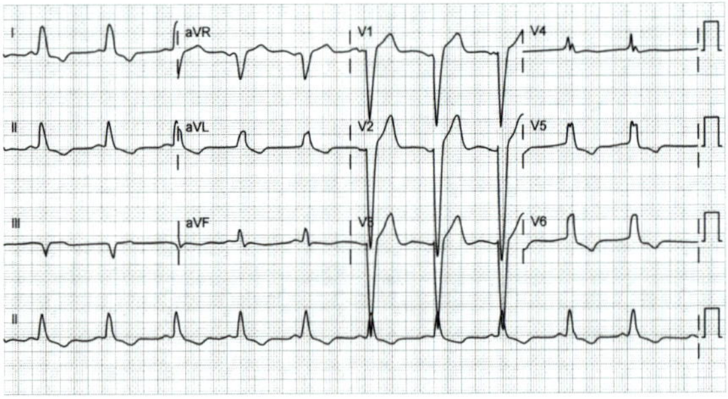

Figura 68-1

SÍNTESE

QRS-LARGO = **QRS** > 0,12 s.
ALTERAÇÃO DE R = Perda da onda Q e onda R arrastada larga nas derivações I, aVL e v6; rS ou QS em V1.
ALTERAÇÃO DE ST = Depressão de **ST** e inversão de onda **T** em V4–v6; elevação de ST e ondas T eretas nas derivações precordiais [V1–V3].
BRE = **B**loqueio de **R**amo **E**squerdo.

EPIFANIA

QRS-LARGO + ALTERAÇÃO DE R + ALTERAÇÃO DE ST = BRE

DISCUSSÃO	Bloqueio de ramo esquerdo ocorre mais comumente em indivíduos com doença cardíaca subjacente e/ou doença cardíaca e função ventricular esquerda piorando.
PÉROLAS	– Hipertrofia ventricular esquerda está comumente presente lado a lado com BRE; entretanto, ela é difícil de diagnosticar pelo ECG uma vez que BRE produz alterações semelhantes. Usualmente é estabelecida por ecocardiografia.
REFERÊNCIA	1) Wagner GS. *Marriotts Practical Electrocardiography*. 10th Ed. New York, NY: Lippincott Williams and Wilkins; 2000.

Este ECG mostra hipertrofia ventricular esquerda?

CONCEITO-CHAVE	Em pacientes com hipertrofia ventricular esquerda (HVE), alterações serão manifestadas no ECG.
HISTÓRIA	HDA: Pode ser assintomática, dispneia de esforço, dor torácica. HPP: Hipertensão, insuficiência cardíaca, doença de artéria coronariana, estenose aórtica.
ELETRO-CARDIOGRAMA	ECG: Desvio do eixo para a esquerda; soma da onda S em V1 e onda R em V5 ou V6 é > 35 mm; onda R em aVL é > 11 mm. S em V3 mais R em aVL é > 28 mm em homens; S em V3 + R em aVL é 20 mm em mulheres. 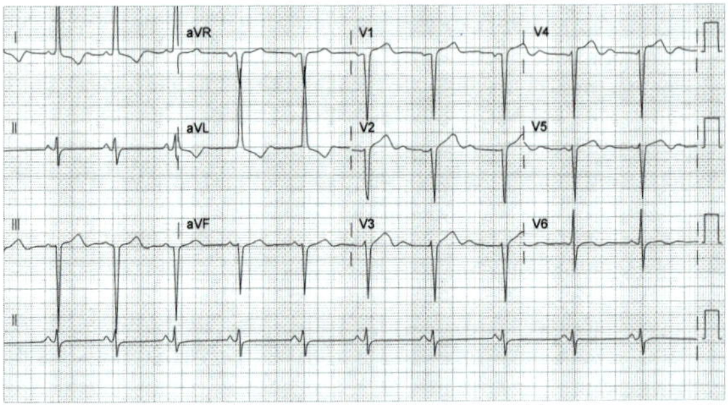 **Figura 69-1**
SÍNTESE	**ECG-VE** = Desvio do eixo para a esquerda. **VOLT1** = Critério de **VOLT**agem **#1**: Soma da onda S em V1 e onda R em V5 ou V6 é > 35 mm. **VOLT2** = Critério de **VOLT**agem **#2**: Onda R em aVL é > 11 mm. **VOLT3** = Critério de **VOLT**agem **#3**: S em V3 mais R em aVL é > 28 mm (homens) ou > 20 mm (mulheres). **HVE** = **H**ipertrofia **V**entricular **E**squerda.
EPIFANIA	**ECG-VE + VOLT1 = HVE** **ECG-VE + VOLT2 = HVE** **ECG-VE + VOLT3 = HVE**

DISCUSSÃO	O aumento na voltagem do QRS visto na hipertrofia ventricular esquerda é decorrente do aumento nas fibras musculares miocárdicas.
PÉROLAS	– HVE aumenta o risco de insuficiência cardíaca, arritmias ventriculares, morte após infarto do miocárdio e um acidente vascular encefálico.
REFERÊNCIA	1) Wagner GS. *Marriotts Practical Electrocardiography*. 10th Ed. New York, NY: Lippincott Williams and Wilkins; 2000.

Este ECG mostra bloqueio atrioventricular de segundo grau tipo I?

CONCEITO-CHAVE	Em pacientes com bloqueio atrioventricular (AV) de segundo grau tipo I [Wenckebach], alterações serão manifestadas no eletrocardiograma.
HISTÓRIA	HDA: Síncope, angina, insuficiência cardíaca. HPP: DAC, insuficiência cardíaca congestiva, hipertensão, síndrome do seio carotídeo hipersensível. HF: Bloqueio AV.
ELETRO-CARDIOGRAMA	ECG: Uma vista geral do ECG muitas vezes mostrará um padrão de "batimentos agrupados". Prolongamento progressivo do intervalo PR seguido por uma onda P não conduzida. 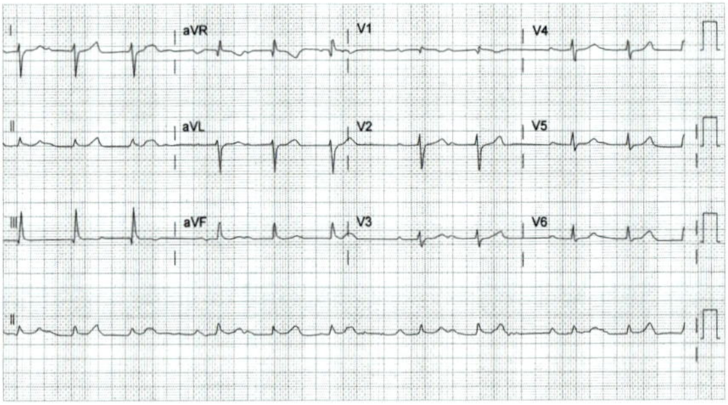 **Figura 70-1**
SÍNTESE	**PR-VAR** = Intervalo PR é variável e aumenta gradualmente de batimento para batimento, reajusta-se depois de um batimento perdido. **P-FALHA** = ECG mostra ondas P discerníveis que deixam de se conduzir para os ventrículos (nenhum complexo QRS amarrado a essa onda p). **BAV-2-1** = **B**loqueio **A**trio**V**entricular de **2º** grau Tipo **1**.
EPIFANIA	**PR-VAR + P-FALHA = BAV-2-1**

DISCUSSÃO	Pacientes com bloqueio AV de segundo grau tipo I (Wenckebach) tipicamente têm evolução benigna e podem ser acompanhados no contexto de pacientes externos.
PÉROLAS	– A distinção entre bloqueio AV de segundo grau tipos I e II não pode ser feita quando há um bloqueio 2:1 (batimentos alternados são perdidos), uma vez que não haja maneira de observar o prolongamento do PR.
REFERÊNCIA	1) Wagner GS. *Marriotts Practical Electrocardiography*. 10th Ed. New York, NY: Lippincott Williams and Wilkins; 2000. 2) Eosteub AE, *et al.* ACC/AHA/HRS 2008 guidelines for device-based therapy of cardiac rhythm abnormalities. *Circulation* 2008;117:e350.

Este ECG mostra bloqueio atrioventricular de 2º grau tipo II (Mobitz II)?

CONCEITO-CHAVE	Em pacientes com bloqueio atrioventricular (AV) tipo II, alterações se manifestarão no eletrocardiograma.
HISTÓRIA	HDA: Síncope, angina, insuficiência cardíaca. HPP: CAD, insuficiência cardíaca congestiva, hipertensão, síndrome do seio carotídeo hipersensível. HF: Bloqueio AV.
ELETRO-CARDIOGRAMA	ECG: Uma vista geral do ECG muitas vezes mostrará um padrão de “batimentos agrupados”. Intervalo PR prolongado de duração fixa seguido por uma onda P que deixa de se conduzir aos ventrículos, complexo QRS estreito. 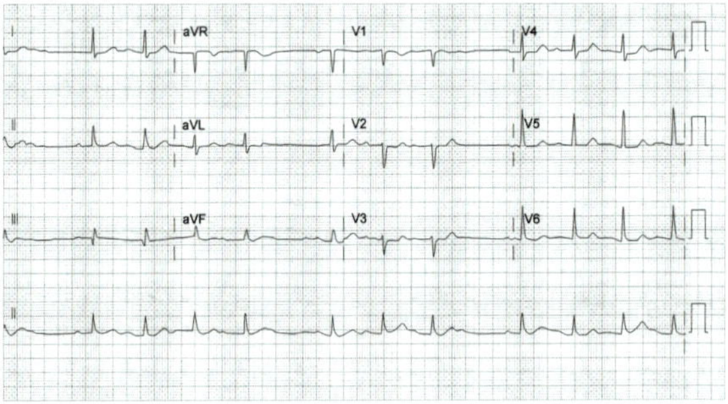 **Figura 71-1**
SÍNTESE	**PR-FIX** = ECG mostra um intervalo PR fixo. **P-FALH** = ECG mostra ondas P discerníveis que deixam de se conduzir aos ventrículos (nenhum complexo QRS amarrado a essa onda P). **BAV-2-2** = **Bl**oqueio **A**trio**V**entricular de **2º** grau Tipo **2**.
EPIFANIA	**PR-FIX + P-FALH = BAV-2-2**
DISCUSSÃO	Bloqueio AV de segundo grau tipo II comumente compromete o nó AV e pode progredir para bloqueio cardíaco completo, se não tratado.

PÉROLAS	– Bloqueio AV pode ser provocado por exercício e é mais frequente devido à doença no sistema de His-Purkinje.
REFERÊNCIAS	1) Wagner GS. *Marriotts Practical Electrocardiography*. 10th Ed. New York, NY: Lippincott Williams and Wilkins; 2000. 2) Epstein AE *et al.* ACC/AHA/HRS 2008 Guidelines for Device-Based Therapy of Cardiac Rhythm Abnormalities. *Ciruculation*. 2008;117:e350.

Este ECG mostra bloqueio atrioventricular de terceiro grau?

CONCEITO-CHAVE

Em pacientes com bloqueio atrioventricular (AV) de terceiro grau, alterações serão manifestadas no eletrocardiograma.

HISTÓRIA

HDA: Síncope, tonteira, dispneia, palpitações.
HPP: DAC, insuficiência cardíaca congestiva, hipertensão, síndrome de hipersensibilidade do seio carotídeo.
HF: Bloqueio AV.
HMP: Ablação por cateter.

ELETROCARDIOGRAMA

ECG: Intervalo PR irregularmente variável, dissociação entre a onda P e o QRS, complexo QRS largo.

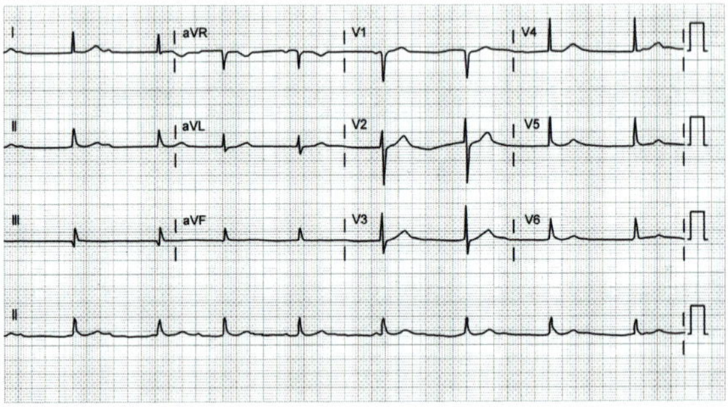

Figura 72-1

SÍNTESE

PR-VAR = Intervalo **PR** é **VAR**iável.
DIS-P-QRS = Ausência de associação (**DIS**sociação) entre as ondas **P** e os complexos **QRS**. A frequência atrial (intervalo P-P) muitas vezes é diferente da frequência ventricular (intervalo R-R). A duração do QRS pode ser larga se houver um ritmo de escape ventricular.
BAV-3 = **B**loqueio **A**trio**V**entricular de **3º** grau.

EPIFANIA

PR-VAR + DIS-P-QRS = BAV-3

DISCUSSÃO

Bloqueio AV de terceiro grau ocorre quando há falha completa do nó AV em conduzir quaisquer impulsos dos átrios aos ventrículos. Tipicamente um ritmo de escape ventricular está presente com um complexo QRS alargado.

PÉROLAS	– Bloqueio AV de terceiro grau ocorrendo abaixo do nível do feixe de His é tipicamente associado a um complexo QRS estreito.
REFERÊNCIA	1) Wagner GS. *Marriotts Practical Electrocardiography*. 10th Ed. New York, NY: Lippincott Williams and Wilkins; 2000.

Que devo fazer se o meu paciente tiver contrações ventriculares prematuras?

CONCEITO-CHAVE

O tratamento de contrações ventriculares prematuras (CVP) é fundamentado na presença ou ausência de sintomas.

HISTÓRIA

HDA: Dor torácica, palpitações, fadiga, tonteira, síncope, hiperventilação; assintomáticas com achados ao ECG de CVP.
HPP: Hipertensão, prolapso de valva mitral, doença de artéria coronariana, cardiomiopatia hipertrófica/dilatada, insuficiência cardíaca.
HS: Cafeína, álcool, fumo.

ELETROCARDIOGRAMA

Duração do QRS > 120 ms, morfologia bizarra do QRS, onda T na direção oposta do vetor principal do QRS, pausa compensadora completa.

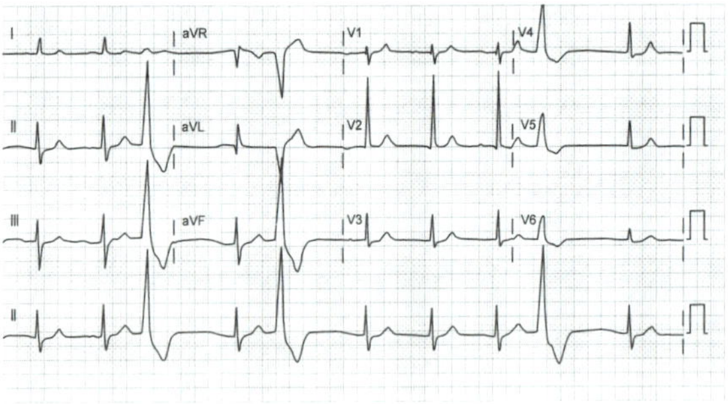

Figura 73-1

SÍNTESE

CVP = **C**ontração **V**entricular **P**rematura presente no ECG.
SINT = Paciente **SINT**omático experimentando dor torácica, fadiga, síncope, hiperventilação.
ASSINT = Paciente **ASSINT**omático.
OBS = **OBS**ervar o paciente quanto ao desenvolvimento de sintomas.
PROP = **PROP**anolol dose de 1 mg/dose a cada 2 minutos, máximo 5 mg.
AMIO = **AMIO**darona 800 mg/dia durante 1 semana.

EPIFANIA

CVP + ASSINT = OBS
CVP + SINT = PROP + AMIO

DISCUSSÃO

CVPs ocorrem em um largo espectro da população e são comumente diagnosticadas durante auscultação ou ECGs de rotina.

CONTRA-INDICAÇÕES	**Não começar AMIO se:** – Choque cardiogênico. – Disfunção grave do nó sinusal causando acentuada bradicardia sinusal. – Bloqueio atrioventricular de segundo ou terceiro grau. – Episódios de bradicardia que podem ter causado síncope (exceto quando usada em conjunção com um marca-passo).
PÉROLAS	– Hipertensão aumenta a prevalência de CVPs em 23%.
REFERÊNCIAS	1) Zipes DP *et al.* ACC/AHA/ESC 2006 Guidelines for Management of Patients With Ventricular Arrhythmias and the Prevention of Sudden Cardiac Death – Executive Summary. *JACC.* 2006;48(5):1064-1108. 2) Simpson RJ Jr. Prevalance of premature ventricular contractions in a population of African American and White men and women; the atherosclerosis risk in communities (ARIC). *Am Heart J.* 2002;143:535-540.

Como tratar um paciente que se apresenta com WPW?

CONCEITO-CHAVE	Pré-excitação ventricular a partir de uma via acessória (feixe de Kent) causando comunicação anormal dos átrios aos ventrículos, levando a arritmias instáveis.
HISTÓRIA	A maioria dos indivíduos são assintomáticos, mas também se apresentam com palpitações, tonteira, falta de ar e síncope. Alguns pacientes podem apresentar-se com parada cardíaca súbita/morte.
EXAME FÍSICO	Taquicardia.
ELETRO-CARDIOGRAMA	Onda delta (ascensão arrastada do QRS). Intervalo PR curto e QRS levemente alargado. Onda r positiva em V1, se a via for entre AD/VD, onda delta negativa em V1, se a via for entre AE/VE. Taquicardia de complexos largos, se fibrilação atrial estiver presente. 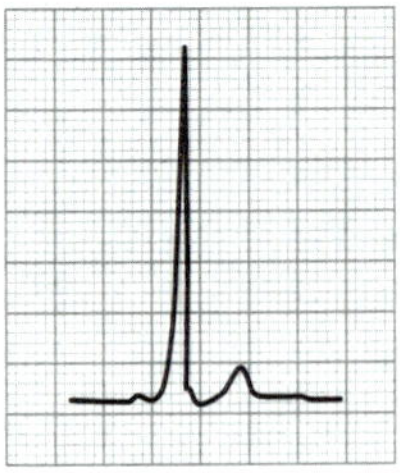 **Figura 74-1**
IMAGEAMENTO	Ecocardiograma: Avaliar quanto à cardiopatia subjacente (Anomalia de Ebstein).
SÍNTESE *(Continua)*	**Avaliação** **DE** = Se onda **D**elta desaparecer com **E**xercício. **DER** = Se onda **D**elta presente durante **R**epouso e **E**xercício. **O** = **O**bservar. **EF** = Consulta de **EF** para estimulação elétrica programada. **Tratamento Agudo** **I** = **I**nstável: Se o paciente estiver taquicárdico, hipotenso, com estado mental alterado e globalmente instável. **CC** = Cardioversão com **CC**. **TCE** = Paciente tem **T**aquicardia de **C**omplexos **E**streitos. **FARVR** = Se paciente tiver **F**ibrilação **A**trial com **R**esposta **V**entricular **R**ápida.

SÍNTESE *(Continuação)*

MT = **M**anobras de **T**erminação: primeiro tentar valsalva/massagem carotídea, a seguir, se não tiver sucesso, experimentar adenosina/verapamil (5 mg a cada 2 minutos até 15 mg) ou possível cardioversão com CC se refratária.
ANT = **ANT**iarrítmicos: amiodarona ou procainamida.

Crônica

SINT = Se paciente tiver episódios de taquicardias **SINT**omáticas, tiver ocupação de alto risco (piloto, atleta), fibrilação atrial concomitantes.
ARF = **A**blação com **R**adio**F**requência.
ASSINT < 35 = Se paciente for **ASSINT**omático e **< 35** anos.
ASSINT > 35 = Se paciente for **ASSINT**omático e **> 35** anos.
EEF = Avaliação por **EEF** (estimulação programada) e estratificação do risco.

EPIFANIA

Avaliação

DE = O
DER = EF

Tratamento Agudo

I = CV
TCE = MT
FARVR = ANT

Tratamento Crônico

SINT = ARF
ASSINT < 35 = EEF
ASSINT > 35 = O

DISCUSSÃO

A maioria dos pacientes com WPW que não experimentam taquicardia não necessitam tratamento e podem ser observados. Tratamento está indicado quando pacientes são sintomáticos e/ou instáveis. A maioria dos pacientes podem nunca desenvolver sintomas, e a condução pela via acessória desaparece, à medida que o paciente fica mais velho. O ECG pode variar dependendo de outros fatores que podem alterar a frequência de impulsos conduzidos pela via acessória (estresse, estados com adrenalina, dieta: cafeína). Ablação com radiofrequência é o tratamento de escolha e frequentemente é curativa.

PÉROLAS

Evitar adenosina e todos os bloqueadores do nó AV (BB, BCC, digoxina), se o paciente tiver fibrilação atrial ou *flutter* atrial. Esta combinação de fibrilação atrial e WPW é considerada perigosa, e a maioria das drogas antiarrítmicas são contraindicadas.

REFERÊNCIAS

1) Rosner MH, Brady WJ Jr, Kefer MP, Martin ML. Electrocardiography in the patient with the Wolff-Parkinson-White syndrome: diagnostic and initial therapeutic issues. *Am J Emerg Med.* 1999;17(7):705-714.
2) Mehta D, Wafa S. Relative efficacy of various physical maneuvers in the termination of junctional tachycardia. *Lancet* 1988;1:1181.
3) Belardinelli L, Linden J. The cardiac effects of adenosine. *Prog Cardiovasc Dis.* 1989;32:73.

Como tratar agudamente um paciente com torsades de pointes (TdP)?

CONCEITO-CHAVE	Torsade de pointes (TdP) é uma forma de taquicardia ventricular com diferentes morfologias do QRS (polimórfica) e pode ser rapidamente fatal.
HISTÓRIA	HDA: Síncope, angina, dispneia, irresponsividade. HPP: Síndrome de QT longo, insuficiência cardíaca, presença de desfibrilador. MEDS: Drogas que prolongam QT (Ver capítulo sobre QTc).
EXAME FÍSICO	Irresponsividade, hipotensão, taquicardia, diaforese.
ELETRO-CARDIOGRAMA	Taquicardia ventricular polimórfica rápida. QT prolongado. Rotação do eixo elétrico. Intervalos RR longos e curtos. 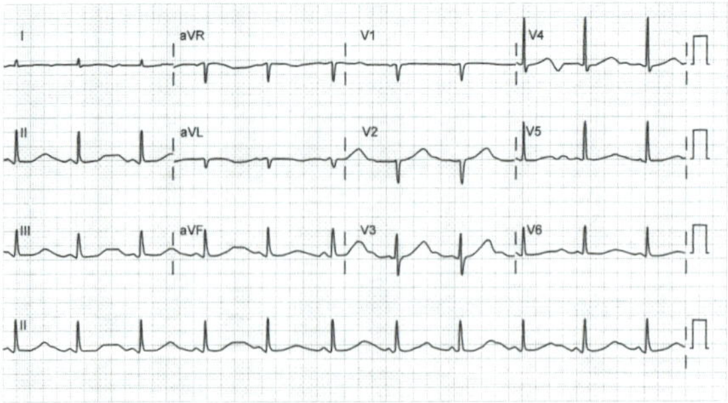 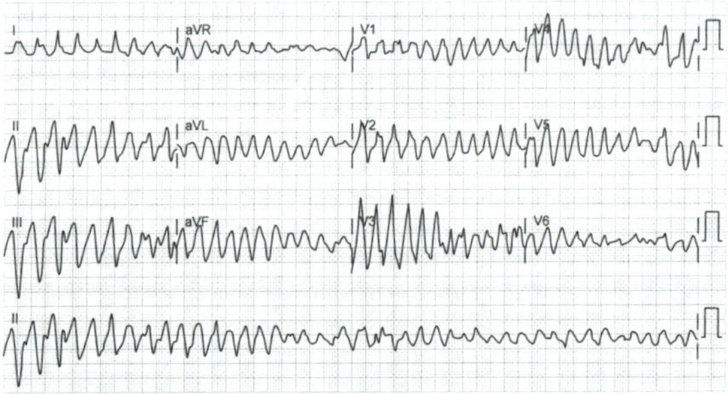 **Figuras 75-1** e **75-2**
IMAGEAMENTO	Radiografia de tórax/Eco para excluir anormalidades estruturais.

SÍNTESE

TdP = **T**orsade **d**e **P**ointes está presente no ECG ou na telemetria exatamente agora.
TERM-TdP = **TERM**inada **T**orsade **d**e **P**ointes. Pode ser autoterminada ou cardioversão bem-sucedida.
TdP-RECORR = **TdP RECORR**ente.
HI = **H**emodinamicamente **I**nstável: hipotensão (PA sistólica < 90 mmHg) e evidência de choque (alterações do estado mental ou débito urinário diminuído).
HE = **H**emodinamicamente **E**stável; normotenso, função mental normal, ausência de evidência de choque.
CDV-EM = **CDV EM**ergencial: Efetuada para salvar a vida do paciente.
AUM-FC = **AUM**entar **F**requência **C**ardíaca. Uma frequência cardíaca mais rápida diminui o intervalo QT e diminui a probabilidade de recorrência de TdP. Pode-se usar isoproterenol 5 mcg/min ou marca-passo artificial em *overdrive*.
MED-TX = Tratamento clínico: Monitoramento por telemetria, repor eletrólitos (especialmente magnésio e potássio, daríamos pelo menos 2 g de sulfato de magnésio empiricamente), parar drogas prolongadoras do QT, excluir isquemia miocárdica.
EF = Consulta de **E**letro**F**isiologia. Paciente deve ser avaliado para colocação de desfibrilador e pode necessitar avaliação adicional para síndrome de QT longo.
ARTEFATO = Ocasionalmente movimento dos cabos de ECG parecerá ser TdP, como quando um paciente está escovando os dentes. Exame cuidadoso das fitas revelará complexos QRS ocultos no artefato. Se um paciente estiver acordado, falando, e confortável, uma revisão cuidadosa deve ser feita para avaliar o artefato.

EPIFANIA

TdP + HI = CDV-EM
TERM-TdP + HE = MED-TX + EF
TdP-RECORR = AUM-FC + MED-TX + EF
ARTEFATO = Tranquilização

DISCUSSÃO

Torsades é associada à síndrome de QT longo que tem fenômeno característico de CVP (R sobre T) no ECG. Ela pode ser herdada como uma mutação dos canais ou toxicidade de droga/anormalidade eletrolítica que afeta a condução através de certos canais iônicos.
Tratamento a longo prazo pode incluir (1) colocação de CDI se evitar o agente ofensor não funcionar; (2) marca-passo se o paciente tiver bradicardia ou bloqueio AV; (3) betabloqueadores (propranolol, esmolol, nadolol) e (4) simpatectomia.

PÉROLAS

TdP pode ser rapidamente fatal e constitui uma emergência aguda. O principal tratamento de TdP ocorrendo no momento atual é cardioversão elétrica. TdP é fortemente ligada à síndrome de QT longo.
Ver o capítulo de QTc para drogas prolongadoras do QT.

REFERÊNCIAS

1) Drew BJ *et al.* Prevention of Torsade de Pointes in Hospital Settings. *Circulation.* 2010;121:1047-1060.
2) Hoshino K *et al.* Optimal administration dosage of magnesium sulfate for torsades de pointes in children with long QTsyndrome. *J Am Coll Nutr.* 2004;23(5):497S-500S.

Este ECG mostra síndrome de Wolff–Parkinson–White?

CONCEITO-CHAVE

Em pacientes com síndrome de Wolff-Parkinson-White, alterações serão manifestadas no ECG.

HISTÓRIA

HDA: Assintomático ou sintomas de palpitações, tonteira, dispneia, síncope.
HPP: Síndrome de QT longo, fibrilação atrial.

ELETRO-CARDIOGRAMA

ECG: Intervalo PR < 0,12 segundo; QRS > 0,12 segundo; onda delta (inscrição para cima arrastada do QRS).

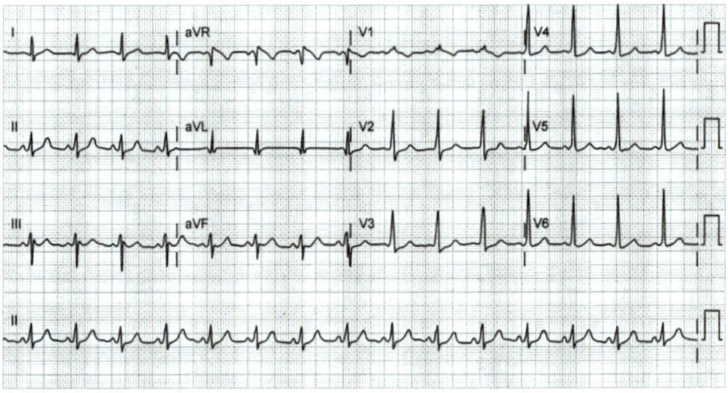

Figura 76-1

SÍNTESE

ECG-WPW = Intervalo PR < 0,12 segundo; QRS > 0,12 segundo; onda delta (ascensão arrastada do QRS).
WPW = Síndrome de **W**olff–**P**arkinson–**W**hite.

EPIFANIA

ECG-WPW = WPW

DISCUSSÃO

Pacientes podem também se apresentar com fibrilação atrial e resposta ventricular extremamente rápida (> 200 bpm) em virtude da capacidade de se desviar do trato para pré-excitar os ventrículos.

PÉROLAS	– Síndrome de Wolff–Parkinson–White é vista em 0,2% da população em geral.
REFERÊNCIAS	1) Wagner GS. *Marriotts Practical Electrocardiography*. 10th Ed. New York, NY: Lippincott Williams and Wilkins; 2000. 2) Koplan BA *et al.* ACC/AHA 2007 guidelines on perioperative cardiovascular evaluation and care for noncardiac surgery. *Circulation*. 2010;122:e480-e483.

Este ECG mostra taquicardia por reentrada nodal atrioventricular?

CONCEITO-CHAVE

Em pacientes com taquicardia por reentrada no nó atrioventricular (TRNAV), alterações serão manifestadas no eletrocardiograma.

HISTÓRIA

HDA: Palpitações, tonteira, dispneia, dor torácica.

HF: Taquicardia de reentrada nodal atrioventricular.

ELETRO-CARDIOGRAMA

ECG: Frequência ventricular entre 120–220 batimentos/min; QRS estreito (< 0,12 segundo); onda P sepultada no ou fundida ao complexo QRS.

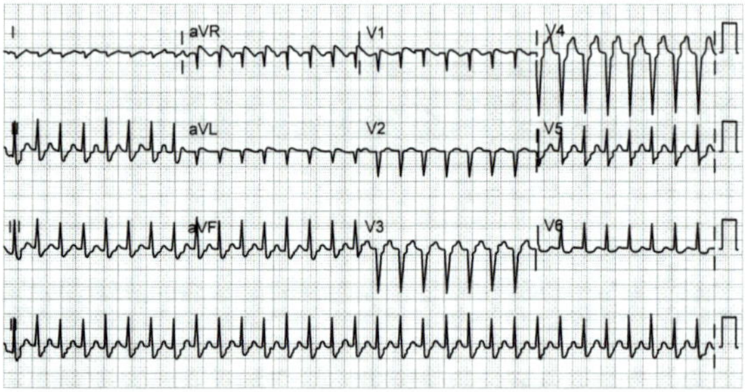

Figuras 77-1

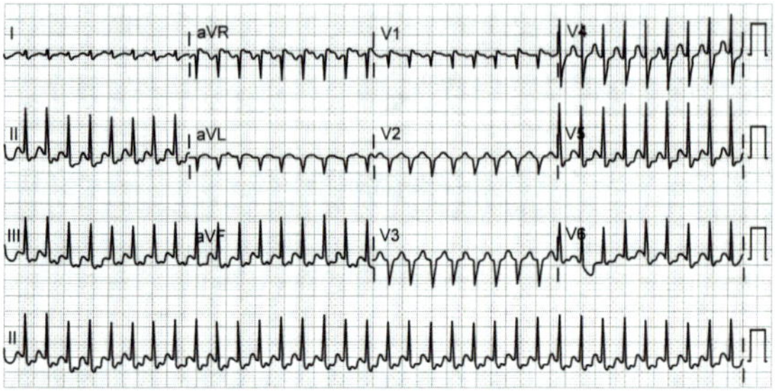

Figura 77-2

ELETRO-CARDIOGRAMA

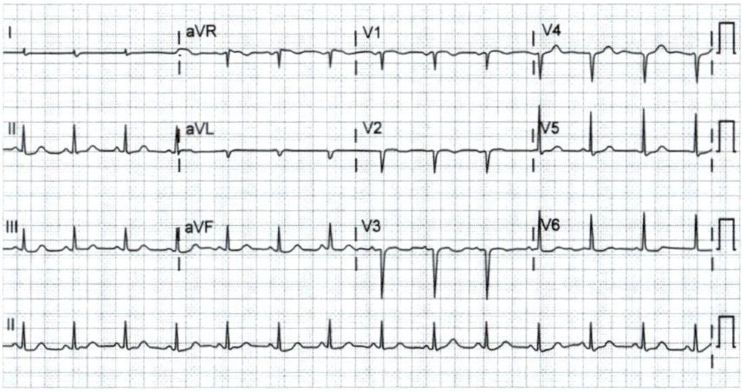

Figura 77–3

SÍNTESE

E-FV = **E**CG mostra **F**requência **V**entricular entre 120–220 batimentos/min.
E-QRS = **E**CG mostra **QRS** estreito [< 0,12 s].
E-P = **E**CG mostra onda **P** sepultada no ou fundida ao complexo QRS.
TRNAV = **T**aquicardia de **R**eentrada **N**odal **A**trio**V**entricular.

EPIFANIA

E-FV + E-QRS + E-P = TRNAV

DISCUSSÃO

Na TRNAV a via lenta conduz primeiro dos átrios aos ventrículos, resultando em um intervalo P-R longo, seguido pela via rápida conduzindo de volta aos átrios, resultando em um intervalo R-P curto.

PÉROLAS

- TRNAV ocorre em aproximadamente 10% da população em geral e responsabiliza-se por até dois terços de todos os casos de taquicardia supraventricular paroxística.

REFERÊNCIAS

1) Wagner GS. *Marriotts Practical Electrocardiography.* 10th Ed. New York, NY: Lippincott Williams and Wilkins; 2000.
2) Denes P *et al.* Dual atrioventricular nodal pathways – A common electrophysiological response. *Br Heart J.* 1975;37:1069-1076.

Este ECG mostra displasia arritmogênica do ventrículo direito?

CONCEITO-CHAVE	Nos pacientes com displasia arritmogênica do ventrículo direito (DAVD), alterações serão manifestadas no ECG.
HISTÓRIA	HDA: Palpitações, síncope, dor torácica, dispneia. HPP: Síncope, história de mortes cardíacas, palpitações, taquicardia. HF: Morte cardíaca súbita, avaliação genética prévia.
ELETRO-CARDIOGRAMA	ECG: Prolongamento do QRS > 110 ms em V1; prolongamento da inscrição da onda S para cima; onda épsilon(onda distinta entre o fim do QRS e o início da onda T); ondas T invertidas nas derivações precordiais (V1–V3).
SÍNTESE	**DAVD** = **D**isplasia **A**rritmogênica do **V**entrículo **D**ireito. **ECG–DAVD** = Prolongamento do QRS > 110 ms em V1; prolongamento da inscrição da onda S para cima; onda épsilon (onda distinta entre o fim do QRS e o início da onda T); ondas T invertidas nas derivações precordiais (V1–V3).
EPIFANIA	**ECG-DAVD = DAVD**
DISCUSSÃO	DAVD é caracterizada por uma aparência macroscopicamente gordurosa da parede livre ventricular direita, o que produz anormalidades regionais do movimento da parede e da condução. O diagnóstico pode ser confirmado fazendo-se estudos adicionais de imageamento, incluindo ecocardiografia, tomografia computadorizada cardíaca ou ressonância magnética cardíaca.

PÉROLAS	- ECG é normal em 40–50% dos pacientes quando da apresentação inicial.
REFERÊNCIAS	1) Marcus FI *et al.* Diagnosis of arrhythmogenic right ventricular cardiomyopathy/dysplasia. *Circulation.* 2010;121:1533. 2) Jaoude AS *et al.* Progressive ECG changes in arrhythmogenic right ventricular dysplasia. *Eur Heart J.* 1996;17(11):1717-1722.

Este ECG mostra um intervalo QT prolongado?

CONCEITO-CHAVE

No ECG o intervalo QT pode ser medido e calculado para se responsabilizar por alterações na frequência cardíaca com base no intervalo RR.

HISTÓRIA

HDA: Palpitações, síncope, convulsões e/ou parada cardíaca.
HPP: Síndrome de QT longo (SQTL) congênita, bradicardia, fibrilação atrial, insuficiência cardíaca congestiva.
MED: Amiodarona, digital (ver capítulo sobre drogas que prolongam o intervalo QT).

ELETROCARDIOGRAMA

ECG: QT-c é o intervalo QT que é corrigido para a frequência cardíaca (QT-c = intervalo QT/raiz quadrada do intervalo RR). Intervalo QT prolongado é > 0,44 segundo.

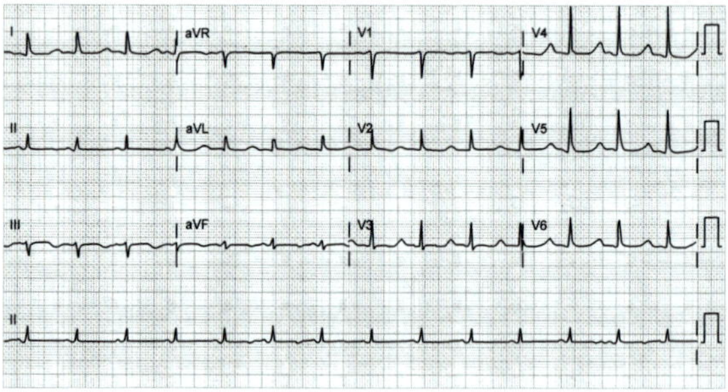

Figura 79-1

SÍNTESE

QT-ECG = QT-c > 0,45 segundo em homens e > 0,47 segundo em mulheres.
QT-PROL = Intervalo **QT PROL**ongado.

EPIFANIA

QT-PROL = QT-ECG

DISCUSSÃO

Pacientes em risco de intervalo QT prolongado devem ser monitorados, uma vez que ele pode se degenerar para torsade de pointes.

PÉROLAS	1) QT-c > 0,5 segundo é alto risco de torsade de pointes.
REFERÊNCIA	1) Wagner GS. *Marriotts Practical Electrocardiography*. 10th Ed. New York, NY: Lippincott Williams and Wilkins; 2000.

Este ECG mostra toxicidade por antidepressivo tricíclico?

CONCEITO-CHAVE	Em pacientes com antidepressivo tricíclico (ATC), alterações de toxicidade serão manifestadas no ECG.
HISTÓRIA	HDA: Paciente tomando ATC (amitriptilina, imipramina, nortriptilina) com confusão, delírio, palpitações, hipotensão, hipertermia. HPP: Depressão, distúrbio de estresse pós-traumático, distúrbio de déficit de atenção-hiperatividade, distúrbio de ansiedade.
ELETRO-CARDIOGRAMA	ECG: Prolongamento do QRS > 100 ms, ondas S arrastadas profundas nas derivações I e avL, onda R em AVR > 3 mm, relação R para S em AVR > 0,7.
SÍNTESE	**ATC-ECG** = Alterações **ECG** vistas na toxicidade por **ATC** são prolongamento do QRS > 100 ms; ondas S arrastadas profundas nas derivações I e aVL; onda R em AVR > 3 mm; razão R para S em AVR > 0,7. **TOX-ATC** = **TOX**icidade **ATC**.
EPIFANIA	**ATC-ECG = TOX-ATC**
DISCUSSÃO	Em pacientes apresentando-se com sintomas de toxicidade de ATC, um ECG deve ser feito uma vez que uma arritmia ameaçadora à vida pode se desenvolver rapidamente.

PÉROLAS	– Prolongamento do QRS > 100 ms teve uma probabilidade de 26% de desenvolver uma convulsão e aqueles com um QRS de > 160 ms tiveram uma probabilidade de 50% de desenvolver uma arritmia ventricular.
REFERÊNCIA	1) Wagner GS. *Marriotts Practical Electrocardiography*. 10th Ed. New York, NY: Lippincott Williams and Wilkins; 2000.

Neste paciente sadio, este é um ECG anormal ou uma variante normal, e o que devo fazer a seguir?

CONCEITO-CHAVE	Certos achados ECG anormais são vistos como variantes normais em atletas sadios jovens.
HISTÓRIA	HDA: Adulto sadio sintomático jovem que se apresenta com achados no ECG de rotina.
IMAGEAMENTO	ECG: Revisão de traçados antigos para excluir doença importante nova.
SÍNTESE *(Continua)*	Identificar os padrões ECG que podem ser erradamente tomados como anormais. **ASR** = **A**rritmia **S**inusal **R**espiratória: Alteração no intervalo R-R por respiração encurtada durante a inspiração e prolongada durante a expiração, fisiológica para combinar a ventilação e a perfusão. **VAGO** = **VAGO**tonia pronunciada em atletas: bradicardia sinusal, bloqueios AV de primeiro grau, batimentos ectópicos supraventriculares e ventriculares. Estes não exigem atenção se forem assintomáticos ou não produzirem pausas maiores que 4 segundos. Batimentos ectópicos não são mais frequentes em atletas do que na população em geral. **RPB** = **R**epolarização **P**recoce **B**enigna: elevação isolada do ponto J. Relação ST/T é < 0,25 e se normaliza com isoproterenol ou exercícios (usado para distinguir de pericardite). **BIRD** = **B**loqueios **I**ncompletos de **R**amo **D**ireito: QRS < 0,12 segundo, visto em pacientes com anormalidades esqueléticas. **OTJP** = Padrão de **O**nda **T** **J**uvenil **P**ersistente: Inversão da onda T em V1-3, mas ereta nas outras derivações. O vetor T é orientado para esquerda e posterior em relação à orientação do coração no tórax. Visto também na deficiência de potássio, vagotonia, hiperventilação. **HTF** = **H**iper**T**rofia **F**isiológica: Adaptação por exercício estático ou dinâmico. Variantes comuns são voltagem aumentada, ondas U proeminentes, retardos da condução intraventricular, repolarização precoce, intervalos QT aumentados. **T-PROEM** = Amplitude de onda **T PROEM**inente; ondas T altas, mas não simétricas, vistas na vagotonia, hiperpotassemia, anemia. **DST** = **D**epressão do segmento **ST**: vista na atividade simpática excessiva, hiperventilação, astenia neurocirculatória. **OQ** = **O**ndas **Q**: Vistas em coração vertical ou horizontal/anormalidades torácicas/idoso. Ausência de múltiplas derivações com ondas Q diferencia as variantes normais de infartos antigos. **PLOR** = **P**rogressão **L**enta da **O**nda **R**: diferencia IM anterior antigo da presença de ondas Q. **ASSINT** = Paciente **ASSINT**omático. **SINT** = Paciente **SINT**omático: Paciente que relata sintomas importantes (especialmente com exercício), incluindo dor torácica, dispneia, pré-síncope/síncope, ou palpitações.

SÍNTESE *(Continuação*	**TRANQ** = **TRANQ**uilizar o paciente e dizer-lhes que provavelmente eles têm uma variação normal no seu ECG, e eles devem estar bem; se desenvolverem quaisquer sintomas, retornar para reavaliação. **ECO** = Pedir um **ECO**cardiograma para excluir doença cardíaca estrutural significativa. **ECO-ESF** = Pedir um **ECO**cardiograma de **ESF**orço para excluir problemas estruturais, bem como funcionais que poderiam estar levando aos seus sintomas.
EPIFANIA	**ASSINT + ASR/VAGO/RPB/BIRD/OTJP/PLOR = TRANQ** **ASSINT + HTF/T-PROEM/OQ/PLOR = ECO** **ASSINT + DST = ECO-ESF** **SINT = ECO-ESF**
DISCUSSÃO	Conhecer a variante normal do ECG é importante para triar os pacientes que podem ser erradamente tomados por distúrbios cardiovasculares silenciosos subjacentes e evitar estudo/avaliação desnecessários. ECG anormal em indivíduos jovens pode representar cardiomiopatia silenciosa, como CMOD, cardiomiopatia dilatada, síndrome de QT longo e cardiomiopatia arritmogênica do Ventrículo Direito. Entretanto, muitas condições são benignas e são vistas como adaptações fisiológicas a partir de exercício. Interpretação errada das variantes normais leva ao diagnóstico e tratamento errados. Quando em dúvida, interpretação cuidadosa de registros de ECG em repouso e revisão de traçados antigos são recomendadas para excluir doença importante.
PÉROLAS	Elevação reversível de ST e alterações de onda T com exercício são alterações fisiológicas. Arritmias simples usualmente desaparecem com exercício. Inspiração profunda, valsalva, administração de potássio ou propranolol podem normalizar ondas T juvenis. Hipertrofia fisiológica tem funções sistólica e diastólica normais. Morte cardíaca súbita induzida por exercício em atletas não é usual sem cardiopatia preexistente. A prevalência da CMOD em atletas treinados é rara; essas alterações associadas à CMOD selecionam indivíduos dos esportes. Se depressão importante de ST for vista no ECG, isquemia deve ser excluída. Pode ser difícil diferenciar um atleta saudável com coração atlético de um paciente atlético com coração doente pelo ECG de repouso, se critérios de HVE forem preenchidos, ecocardiografia e exclusão de isquemia são recomendadas. Formas ventriculares complexas de arritmia devem ser avaliadas quanto à cardiomiopatia. Atletas com repolarização precoce benigna com dor torácica necessitam ser diferenciados de pericardite, miocardite, infarto com elevação de ST. Bloqueio AV ou bloqueios de Mobitz segundo/terceiro são incomuns e são um sinal de lesão orgânica até prova em contrário. Arritmias que se tornam mais frequentes ou sintomáticas durante exercício justificam avaliação adicional.
REFERÊNCIA	1) Higgins JP. Normal resting electrocardiographic variants in young athletes. *Phys Sportsmed.* 2008;36(1):1-7.

Arritmia sinusal

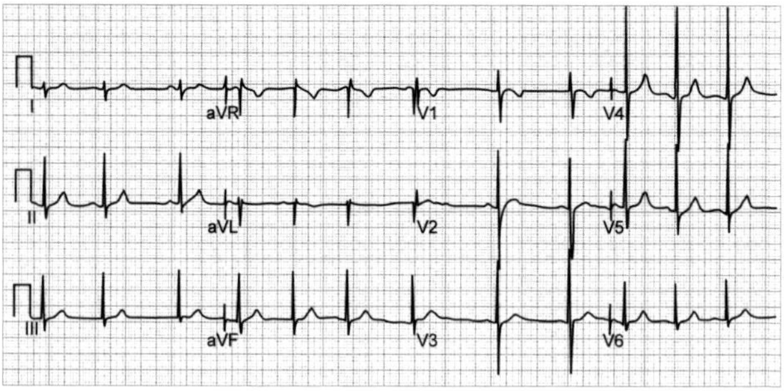

Figura 81-1

Repolarização benigna

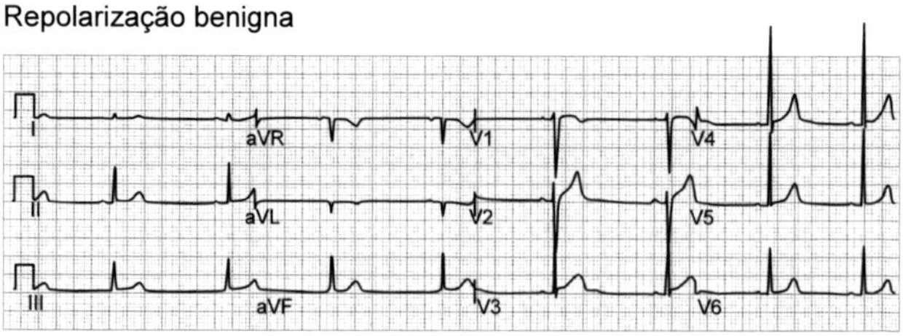

Figura 81-2

Coração de atleta

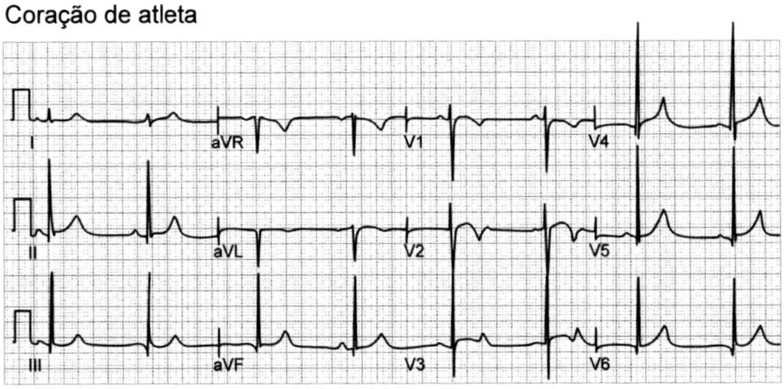

Figura 81-3

Progressão lenta da onda R

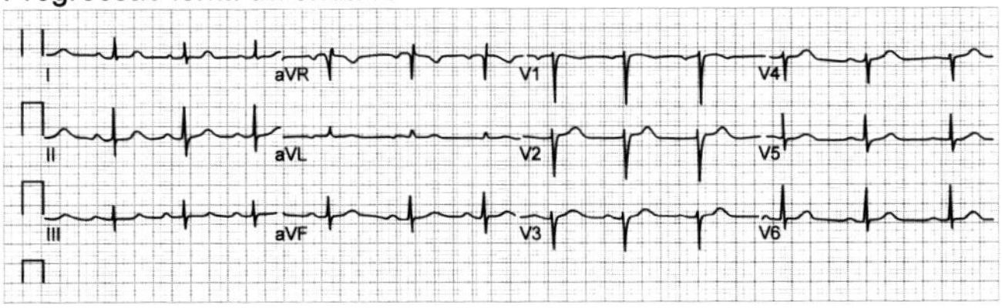

Figura 81-4

Como tratar um paciente com bloqueio de ramo direito?

CONCEITO-CHAVE	Defeito no sistema de condução elétrica no lado direito em que o coração é despolarizado por intermédio do feixe esquerdo. O ventrículo direito, assim, é despolarizado depois do esquerdo.
HISTÓRIA	HDA: Paciente apresenta-se com bloqueio de ramo direito. HPP: Palpitações, tonteira, síncope, história de cardiopatia congênita. HMP: Cirurgia cardíaca. HF: Bloqueio cardíaco, arritmias, marca-passo, morte cardíaca súbita, infartos.
EXAME FÍSICO	Desdobramento largo e persistente da segunda bulha com variação respiratória.
ELETRO-CARDIOGRAMA	QRS > 100 ms. Onda R terminal em V1 (rR', rsR', qR, R) Onda S arrastada em I, V6. Deve haver discordância terminal do QRS e onda T.
IMAGEAMENTO	Ecocardiograma: Avaliar quanto à pressão aumentada do VD *(cor pulmonale)*, HVD.
SÍNTESE	**BRD** = **B**loqueio de **R**amo **D**ireito no ECG. **DOT** = **D**iscordância de **O**nda **T** = a onda T é defletida na direção oposta à deflexão terminal do complexo QRS. **COT** = **C**oncordância de **O**nda **T** = a onda T é na mesma direção que a deflexão terminal do complexo QRS. **EST-CS** = **E**levação do segmento **ST** **C**ôncava ou em **S**ela = elevação escavada do segmento ST > = 2 mm (0,2 mV) no ponto J com onda T negativa em > = 2 derivações precordiais direitas (V1–V3) ou elevação em sela do segmento ST com uma elevação do segmento ST de saída alta de > = 2 mm, um cavado exibindo elevação de ST de > = 1 mm, e/ou uma onda T positiva ou bifásica ou em sela ou elevação escavada do segmento ST de < 1 mm – considerar. **SINC** = **SÍNC**ope. **TRANQ** = **TRANQ**uilizar, e nenhum estudo adicional necessário neste momento. **ISQ** = Efetuar avaliação da carga **ISQ**uêmica (p. ex., teste de esforço). **BRUG** = Considerar síndrome de **BRUG**ada e encaminhar para avaliação adicional (p. ex., avaliação por eletrofisiologia). **MPP** = Encaminhar para consideração da colocação de **M**arca-**P**asso **P**ermanente.
EPIFANIA	**BRD + DOT = TRANQ** **BRD + COT = ISQ** **BRD + EST-CS = BRUG** **BRD + SINC = MPP**

DISCUSSÃO	Um bloqueio de ramo direito não causa dano em pessoas sadias sob os demais aspectos. A prevalência aumenta com a idade, e não há associação para isquemia, infarto ou morte. Sua etiologia inclui hipertensão, cardiomiopatia, cardiopatia congênita, miocardite, fibrose do sistema de condução (doença de Lenegre) e intervenções.
PÉROLAS	QRS terminal e onda T concordantes podem sugerir isquemia ou infarto.
REFERÊNCIA	1) Rotman M, Triebwasser JH. A clinical and follow-up study of right and left bundle branch block. *Circulation.* 1975;51:477.

SEÇÃO VII

CARDIOPATIAS CONGÊNITAS

Um paciente com um defeito septal atrial necessita de fechamento?

CONCEITO-CHAVE	A decisão de fechar um defeito septal atrial (DSA) é fundamentada no tamanho e grau de *shunt*.
HISTÓRIA	HDA: Pode ser assintomático. Dispneia, intolerância ao exercício, palpitações. HPP: Arritmias, hipertensão pulmonar, insuficiência cardíaca congestiva (ICC) HF: História familiar de cardiopatia congênita.
EXAME FÍSICO	Pode ter um exame normal. Impulso ventricular direito (VD) proeminente, desdobramento fixo largo de B2, sopro de ejeção pulmonar mesossistólico.
ELETRO-CARDIOGRAMA	Intervalo PR prolongado. DAS do tipo secundum = Desvio do eixo para a direita + aumento atrial direito + bloqueio incompleto de ramo direito (BIRD). DAS do tipo primum = Desvio do eixo para a esquerda + BIRD.
IMAGEAMENTO	Radiografia de tórax: Aumento do VD e AD; artéria pulmonar proeminente; vascularidade pulmonar aumentada. Ecocardiograma: Visualização direta do DSA ou *shunt* (especialmente com estudo com solução salina ativada), dilatação do átrio direito/ventrículo, pressão pulmonar elevada, Qp/Qs (relação pulmonar para sistêmica) para quantificar o *shunt*.
SÍNTESE	**SINT** = DSA **SINT**omático = Dispneia de esforço, fadiga, palpitações, evidência de arritmias atriais. **ASSINT** = DSA **ASSINT**omático ***SHUNT*-SIG** = ***SHUNT* SIG**nificativo da esquerda para a direita (usualmente medido pelo eco) Qp: Qs > 1,5. **ALT-ESTR** = Evidência de **ALT**erações **ESTR**uturais no coração, como pressão pulmonar elevada, aumento ou hipertrofia atrial ou ventricular direita. **EPx** = História de um evento **E**mbólico **P**arado**x**al. **FECHAMENTO** = **FECHAMENTO** do DSA. Pode ser realizado percutaneamente ou cirurgicamente, dependendo do tamanho e localização do DSA. **ACOMP** = Acompanhamento clínico e ecocardiogramaa cada dois anos ou tão logo se desenvolvam sintomas. **TERMINAL** = O quadro clínico de um DSA importante não corrigido com o passar do tempo. Pode ter hipertensão pulmonar irreversível grave a esta altura ou fisiologia de Eisenmenger. A mortalidade não é melhorada com fechamento neste momento. O prognóstico é ruim. **MED-TX** = Tratamento clínico. Não há medicamento para corrigir o defeito anatômico. Pode-se dar medicação para aliviar a insuficiência cardíaca direita e hipertensão pulmonar.

EPIFANIA	**SINT + (NÃO TERMINAL) = FECHAMENTO** **ASSINT + *SHUNT*-SIG = FECHAMENTO** **ASSINT + ALT-ESTR = FECHAMENTO** **ASSINT + EPx = FECHAMENTO** **ASSINT + (SEM *SHUNT*-SIG) + (SEM ALT-ESTR) = ACOMP** **TERMINAL = MED-TX**
DISCUSSÃO	A maioria dos pacientes com DSA são assintomáticos durante décadas e têm um exame físico relativamente normal tornando o DSA a mais comum anomalia congênita não corrigida. A história natural de um DSA com *shunt* importante é desenvolver hipertensão pulmonar e remodelação cardíaca direita por causa da sobrecarga vascular pulmonar. A mortalidade, uma vez, que tenha se desenvolvido hipertensão pulmonar grave, é alta. O fechamento de um DSA tem uma baixíssima incidência de morbidade e mortalidade pelo próprio procedimento e pode ser feito percutaneamente ou cirurgicamente. O objetivo é fechar os DSAs importantes antes que se desenvolvam complicações. DSAs muito pequenos sem *shunt* importante raramente se tornam clinicamente significativos.
CONTRA-INDICAÇÕES	– Fechamento não é recomendado em pacientes com hipertensão grave e irreversível da artéria pulmonar.
PÉROLAS	– A maioria dos pacientes com DSA serão assintomáticos por décadas. – A mortalidade é aumentada com *shunts* importantes em virtude da sobrecarga vascular pulmonar, e pode ser melhorada com o fechamento mesmo quando os pacientes são mais velhos ou assintomáticos. – Uma vez que a hipertensão pulmonar grave e irreversível tenha se desenvolvido, os resultados não são melhorados com fechamento. – Pequenos DSAs com *shunts* banais usualmente não são importantes clinicamente.
REFERÊNCIAS	1) Warnes CA, Williams RG, Bashore TM *et al.* ACC/AHA 2008 Guidelines for Adults with CHD. *J Am Coll Cardiol.* 2008 Dec 2;52(23):e174-e176. 2) Brickner ME *et al.* Congenital Heart Disease in Adults – First of Two Parts. *N Engl J Med.* 2000;342(4):256-263. 3) Du ZD *et al.* Comparison Between Transcatheter and Surgical Closure of Secundum Atrial Septal Defect in Children and Adults: Results of a Multicenter Nonrandomized Trial. *J Am Coll Cardiol.* 2002;39(11):1836-1844.

Como trato meu paciente com um forame oval patente?

CONCEITO-CHAVE	O tratamento de um paciente com um forame oval patente (FOP) é fundamentado no risco de desenvolver um acidente vascular encefálico criptogênico.
HISTÓRIA	HDA: Síncope, paralisia, dispneia, cianose ou cefaleia enxaquecosa. HPP: Evento tromboembólico, acidente vascular encefálico, estado hipercoagulável (fator V Leiden, deficiência de antitrombina, deficiência de proteínas C e S), ataque isquêmico transitório (AIT).
IMAGEAMENTO	ECO: Presença de *shunt* da direita para a esquerda através do septo interatrial com estudo por contraste com solução salina agitada.
SÍNTESE	**FOP** = Paciente com **F**orame **O**val **P**atente documentado. **AIT** = Paciente com **A**taque **I**squêmico **T**ransitório. **AVE-CRIP** = Paciente com **AVE CRIP**togênico (Acidente Vascular Encefálico ocorrendo na ausência de uma fonte cardioembólica ou grande vaso e com uma distribuição que não é compatível com doença de pequenos vasos). **EHC** = **E**stado **H**iper**C**oagulável (fator V Leiden, deficiência de antitrombina, deficiência de proteínas C e S) ou história de tromboembolismo venoso (trombose venosa profunda). **AVE-REC** = Paciente com **AVE** Criptogênico **REC**orrente apesar da terapia clínica. **AAS** = **A**spirina 325 mg/dia. **AC** = **A**nti**C**oagulação oral com warfarin, INR-alvo de 2–3. **FECH** = Encaminhar paciente para **FECH**amento de FOP.
EPIFANIA	**FOP + AIT = AAS** **FOP + AVC-CRIP = AAS** **FOP + EHC = AC** **FOP + AVC-REC = FECH**
DISCUSSÃO	Os pacientes com um FOP estão em um risco aumentado de desenvolvimento de um acidente vascular encefálico criptogênico. Anticoagulação com warfarin é recomendada em pacientes com um estado hipercoagulável ou história de trombose venosa, uma vez que estudos mostraram que os benefícios superam os riscos, quando comparada à aspirina.
PÉROLAS	– FOP ocorre em 25% da população em geral. – Em pacientes < 55 anos com AVE criptogênico, em 46% foi comprovado que tinham um FOP. – Pacientes com um FOP de maior tamanho têm uma frequência mais alta de recorrência de AVE criptogênico.

REFERÊNCIAS

1) Sacco RL *et al.* Guidelines for Prevention of Stroke in Patients with Ischemic Stroke or Transient Ischemic Attack. *Circulation.* 2006;113:e409-e449.
2) Hidehiko H *et al.* Patent Forame Ovale: Current Pathology, Pathophysiology, and Clinical Status. *J Am Coll Cardiol.* 2005;46:1768-1776.

Devo encaminhar para fechamento meu paciente com um defeito septal ventricular isolado?

CONCEITO-CHAVE	A decisão de encaminhar um paciente para fechamento de um defeito septal ventricular (DSV) é fundamentada na função ventricular esquerda, grau de *shunt* da esquerda para a direita, pressão na artéria pulmonar e presença de endocardite.
HISTÓRIA	HDA: Sopro sistólico, dispneia, ortopneia ou cianose. HPP: Insuficiência cardíaca congestiva, hipertensão na artéria pulmonar.
EXAME FÍSICO	Sopro holossistólico no bordo esternal inferior esquerdo.
ELETROCARDIOGRAMA	Hipertrofia biventricular ou hipertrofia ventricular direita isolada.
IMAGEAMENTO	ECO: Tamanho e localização do defeito, número de defeitos, cálculo de QP/QS, presença de *shunt* da esquerda para a direita, tamanho e função ventriculares. Radiografia de tórax: Aumentos atrial esquerdo e ventricular esquerdo, trama vascular pulmonar aumentada.
SÍNTESE	**DSV** = Paciente com **D**efeito **S**eptal **V**entricular documentado. **FECHAMENTO** = Encaminhar paciente para **FECHAMENTO** cirúrgico de DSV. **QPQS** = Razão de fluxos sanguíneos pulmonar e sistólico (QP/QS) medido por ecocardiograma ou cateterismo cardíaco (normalmente na ausência de *shunts*, o fluxo através das circulações pulmonar e sistêmica deve ser o mesmo, tal que a razão **QP/QS** deve ser 1,0). **SCGVE** = Evidência clínica de **S**obre**C**ar**G**a de volume **V**entricular **E**squerda (usualmente notada como achatamento septal interventricular diastólico resultando em um ventrículo esquerdo em forma de "D" no ecocardiograma durante o relaxamento diastólico). **EI** = Paciente com história de **E**ndocardite **I**nfecciosa. **S-E-D** = ***S**hunt da* **E**squerda para a **D**ireita através do DSV. **PAP** = **P**ressão na **A**rtéria **P**ulmonar menos de dois terços da pressão sistêmica. **RVP** = **R**esistência **V**ascular **P**ulmonar menos de dois terços da resistência vascular sistêmica. **IVE** = **I**nsuficiência **V**entricular **E**squerda sistólica ou diastólica.
EPIFANIA	**DSV + QPQS > 2,0 + SCGVE = FECHAMENTO** **DSV + EI = FECHAMENTO** **DSV + S-E-D + QPQS > 1,5 + PAP + RVP = FECHAMENTO** **DSV + S-E-D + QPQS > 1,5 + RVP = FECHAMENTO** **DSV + S-E-D + QPQS > 1,5 + IVE = FECHAMENTO**

DISCUSSÃO	Pacientes com DSV e QP/QS elevada, função ventricular esquerda anormal, ou história de EI devem ser encaminhados para fechamento cirúrgico para prevenir o desenvolvimento de hipertensão pulmonar ou síndrome de Eisenmenger.
CONTRA-INDICAÇÕES	– Fechamento de DSV não é recomendado em pacientes com hipertensão na artéria pulmonar grave ou irreversível.
PÉROLAS	– DSV é a mais comum cardiopatia congênita ao nascimento. – Setenta por cento dos DSVs são localizados na porção membranosa do septo interventricular, com a maioria se fechando espontaneamente pela idade de 12 anos.
REFERÊNCIAS	1) Warnes CA *et al.* ACC/AHA 2008 Guidelines for the Management of Adults with Congenital Heart Disease. *J Am Coll Cardiol.* 2008;52:e174-e176. 2) Brickner ME. Congenital Heart Disease in Adults. *NEJM.* 2000;342:256-263.

SEÇÃO VIII

INSUFICIÊNCIA CARDÍACA E HIPERTENSÃO

Como tratar insuficiência cardíaca sistólica?

CONCEITO-CHAVE	O tratamento da insuficiência cardíaca sistólica é fundamentado em aliviar os sintomas de sobrecarga de volume [congestão, dispneia] e melhorar a função ventricular esquerda.
HISTÓRIA	HDA: Dispneia de esforço ou em repouso, fadiga, fraqueza, diaforese. HPP: Hipertensão, doença de artéria coronariana, hiperlipidemia, diabetes, fibrilação atrial. HMP: Fumo, álcool.
EXAME FÍSICO	Edema periférico, pressão venosa jugular elevada, estertores, impulso apical desviado lateralmente, galope de B3.
IMAGEAMENTO	ECO: FEVE < 40%, aumentos AE e VE, anormalidades do movimento da parede. Radiografia de tórax: Cardiomegalia, cefalização dos vasos pulmonares [distribuição aumentada do fluxo para os ápices], derrame pleural.
SÍNTESE	**IC-S** = Paciente com **I**nsuficiência **C**ardíaca **S**istólica, FEVE < 40%. **FEVE** = **F**ração de **E**jeção **V**entricular **E**squerda. **FIBA** = **FIB**rilação **A**trial. **FUROS** = **FUROS**emida 40 mg carga IV seguida por 20 mg/h. **IECA** = **I**nibidor da **ECA** enalapril 10 mg 2 ×/dia. Se paciente incapaz de tolerar inibidores da ECA, dar bloqueador do receptor à angiotensina II (BRA) valsartan via oral 80 mg 2 ×/dia. **METO** = **METO**prolol de liberação prolongada oral 25 mg 4 ×/dia. **DIG** = **DIG**oxina 0,5 mg/dia por 2 dias seguido por 0,25 mg/dia dose de manutenção. **HID** = **HID**ralazina 10 mg 3 ×/dia. **NIT** = Di**NIT**rato de isossorbida 20 mg 3 ×/dia. **INTOL-IECA** = Pacientes que são **INTOL**erantes a **I**nibidores da **ECA** ou bloqueadores do receptor à angiotensina II. **INEF** = Tratamento **INEF**icaz com furosemida e enalapril, com paciente exibindo sintomas de insuficiência cardíaca (dispneia, fraqueza, PA elevada).
EPIFANIA	**IC-S = FUROS + IECA + METO** **IC-S = INTOL-IECA = FUROS + HID + NIT + METO** **IC-S + INEF = FUROS + IECA (ou HID + NIT) + METO + DIG** **IC-S + FIBA = FUROS + IECA + METO + DIG** **IC-S + FIBA + INTOL-IECA = FUROS + HID + NIT + METO + DIG**

DISCUSSÃO	Digoxina é efetiva para aumentar o débito cardíaco, melhorar a capacidade de exercício e função ventricular esquerda em pacientes com insuficiência cardíaca esquerda não responsiva a diuréticos, inibidores da ECA e betabloqueadores. Embora efeitos neuro-hormonais ocorram com doses de digoxina < 0,25 mg/dia, ações inotrópicas positivas usualmente exigem doses > = 0,25 mg/dia.
PÉROLAS	– A experiência DIG mostrou que terapia com digoxina reduziu significativamente as taxas de hospitalização para pacientes com insuficiência cardíaca, mas não houve benefícios na mortalidade global.
REFERÊNCIAS	1) Hunt AS *et al.* 2009 Focused update incorporated into the ACC/AHA 2005 guidelines for the diagnosis and management of heart failure in adults. *Circulation.* 2009;119:e391. 2) Digitalis Investigation Group. Sex based differences in the effect of gigoxin for the treatment of heart failure. *N Engl J Med.* 1997;336:525-533.

Como tratar um paciente que se apresenta com insuficiência cardíaca diastólica aguda?

CONCEITO-CHAVE	Insuficiência cardíaca diastólica (ICD) é definida como insuficiência cardíaca (IC) com uma FEVE preservada definida variavelmente como FEVE > 45% ou 50%. O tratamento da insuficiência cardíaca diastólica é fundamentado na redução do estado congestivo, controle da frequência cardíaca, tratamento e prevenção de isquemia e controle da pressão arterial.
HISTÓRIA	HDA: Dispneia de esforço ou em repouso, fadiga, fraqueza, diaforese. HPP: Hipertensão, doença de artéria coronariana, hiperlipidemia, diabetes, fibrilação atrial. HS: Fumo, álcool.
EXAME FÍSICO	Edema periférico, pressão venosa jugular elevada, estertores, impulso apical desviado lateralmente, galope de B3, pulso irregularmente irregular.
IMAGEAMENTO	ECO: FEVE > 50%, enchimento diastólico inicial diminuído, enchimento diastólico final aumentado.
SÍNTESE	**ICDA** = **I**nsuficiência **C**ardíaca **D**iastólica **A**guda. **FIBA** = **FIB**rilação **A**trial presente. **REST-RS** = **REST**aurar **R**itmo **S**inusal no paciente. **RS** = **R**estrição de **S**al < 2 g/dia. **FUROS** = Diurético **FUROS**emida; recomendado em todos os pacientes com sintomas clínicos de sobrecarga de volume: furosemida 40 mg IV dose de ataque seguida por 40 mg a cada 12 horas ou 20 mg/h infusão IV. **IECA** = **I**nibidor da **E**nzima **C**onversora de **A**ngiotensina (IECA): recomendado em pacientes com IC diastólica com doença aterosclerótica sintomática e/ou diabetes. Se pressão arterial sistólica > 90 mmHg dar enalapril 10 mg via oral 2 ×/dia ou lisinopril 5 mg via oral cada dia. Se paciente for incapaz de tolerar inibidores da ECA, dar o bloqueador do receptor à angiotensina II (BRA) valsartan via oral 80 mg 2 ×/dia. Não dar se função renal significativamente anormal (Cr sérica > 2,0 mg/dL). **BB** = **B**eta**B**loqueador: recomendado em pacientes com IC diastólica e IM prévio, hipertensão e/ou fibrilação atrial: metoprolol 50 mg dado oralmente a cada 6 horas ou atenolol 20 mg via oral ao dia (não dar a paciente com intervalo PR > 0,24 segundo, bloqueio cardíaco de segundo ou terceiro grau, asma ativa ou doença reativa das vias aéreas). **ISQ** = Paciente exibindo sintomas de **ISQ**uemia (dor torácica, aperto/desconforto). **NIT** = Di**NIT**rato de isossorbida 20 mg via oral 3 ×/dia. **AVAL** = **AVAL**iar paciente quanto à síndrome coronariana aguda, ver capítulo sobre tratamento de angina instável/IM sem elevação do segmento ST. **HCTZ** = **H**idro**C**loro**T**ia**Z**ida 25 mg via oral ao dia.

E EPIFANIA	**ICDA = RS + FUROS + IECA + BB** **ICDA + ISQ = RS + FUROS + IECA + BB + NIT + AVAL** **ICDA + FIBA = RS + FUROS + IECA + BB + REST-RS**
DISCUSSÃO	Pacientes com insuficiência cardíaca diastólica têm fração de ejeção ventricular esquerda e função contrátil normal, mas têm relaxamento e enchimento prejudicados do ventrículo esquerdo.
PÉROLAS	A taxa de mortalidade em pacientes com insuficiência cardíaca diastólica varia de 5 a 8% anualmente (em comparação a 10–15% em pacientes com insuficiência cardíaca sistólica).
REFERÊNCIAS	1) Aurigemma GP *et al.* Clinical practice. Diastolic heart failure. *N Engl J Med.* 2004;351:1097-1105. 2) Jessup M *et al.* 2009 Focused update: ACCF/AHA guidelines for the diagnosis and management of heart failure in adults. *J Am Coll Cardiol.* 2009;53:1343-1382. 3) Angela BG *et al.* Evaluation and management of diastolic heart failure. *Circulation.* 2003;107:659. 4) Smith GL, Masoudi FA, Vaccarino V, Radford MJ, Krumholz HM. Outcomes in heart failure patients with preserved EF. *J Am Coll Cardiol.* 2003;41:1510-1581.

Qual é a classe do meu paciente com insuficiência cardíaca congestiva segundo a New York Heart Association?

CONCEITO-CHAVE	A insuficiência cardíaca congestiva do paciente pode ser classificada pela presença de sintomas, com base na classificação da New York Heart Association.
HISTÓRIA	HDA: Dispneia de esforço ou em repouso, fadiga, fraqueza, diaforese. HPP: Hipertensão, doença de artéria coronariana, hiperlipidemia, diabetes, fibrilação atrial. HMP: Fumo, álcool.
EXAME FÍSICO	Edema periférico, pressão venosa jugular elevada, estertores, impulso apical desviado lateralmente, galope de B3.
IMAGEAMENTO	ECO: FEVE < 40%, aumentos AE e VE, anormalidades do movimento da parede. Radiografia de tórax: Cardiomegalia, cefalização de vasos pulmonares (distribuição aumentada do fluxo para os ápices), derrame pleural.
SÍNTESE	**NYHA-I** = Classe **I** da **N**ew **Y**ork **H**eart **A**ssociation. **NYHA-II** = Classe **II** da **N**ew **Y**ork **H**eart **A**ssociation. **NYHA-III** = Classe **III** da **N**ew **Y**ork **H**eart **A**ssociation. **NYHA-IV** = Classe **IV** da **N**ew **Y**ork **H**eart **A**ssociation. **ASSINT** = Paciente **ASSINT**omático com atividade física ordinária não causando qualquer fadiga, palpitações, dispneia ou dor torácica. **SINT-VIGOR** = **SINT**omas de fadiga, palpitações, dispneia ou dor torácica durante atividade **VIGOR**osa. **SINT-AVD** = **SINT**omas durante **A**tividades da **V**ida **D**iária. **SINT-REP** = **SINT**omas em **REP**ouso, incapaz de realizar atividade física sem desconforto.
EPIFANIA	**ASSINT = NYHA-I** **SINT-VIGOR = NYHA-II** **SINT-AVD = NYHA-III** **SINT-REP = NYHA-IV**

DISCUSSÃO	O sistema de classificação da New York Heart Association pode ser usado para quantificar sintomas de insuficiência cardíaca, facilitar comunicação entre prestadores, prognosticar e ajudar a elaborar um plano de tratamento e tomar decisões a respeito de cirurgia valvar, colocação de CDI e terapia clínica.
REFERÊNCIA	1) Hunt AS *et al.* 2009 focused update incorporated into the ACC/AHA 2005 guidelines for the diagnosis and management of heart failure in adults. *Circulation.* 2009;119:e391-e479.

Como tratar inicialmente emergência hipertensiva?

CONCEITO-CHAVE	O tratamento de emergência hipertensiva é fundamentado na condição clínica associada.
HISTÓRIA	HDA: Sintomas de dor torácica, cefaleia, estado mental alterado, falta de ar, tosse, alteração na visão, dor nas costas, oligúria. HPP: Hipertensão, doença de artéria coronariana, insuficiência cardíaca congestiva, diabetes, doença renal crônica. HS: Uso de drogas ilícitas.
EXAME FÍSICO	Pressão arterial (PA) > 180/120 mmHg, sopro de início novo, hemorragia ou exsudatos retinianos, estertores, PVJ elevada.
ELETRO-CARDIOGRAMA	Elevação de ST, ondas Q profundas (> 1 mm), progressão lenta da onda R.
SÍNTESE	**EHTN** = **E**mergência **H**iper**T**e**N**siva: elevação grave na pressão arterial (PA) > 180/120 mmHg. **UHTN** = **U**rgência **H**iper**T**e**N**siva: elevação assintomática na PA > 160/100 mmHg. **EPULM** = **E**dema **PULM**onar. **ISMA** = **IS**quemia **M**iocárdica **A**guda (angina, infarto agudo do miocárdio). **DAA** = **D**issecção **A**órtica **A**guda. **IRA** = **I**nsuficiência **R**enal **A**guda. **ENC** = **ENC**efalopatia hipertensiva. **ECL** = **ECL**âmpsia. **CS** = **C**rise **S**impática: feocromocitoma, disfunção autonômica (pós-lesão da medula espinal), drogas (cocaína, anfetaminas, fenilpropanolamina, fenciclidina, ou ingestão de IMAO e alimento contendo tiramina). **ESMO** = **ESMO**lol *bolus* 80 mg ao longo de 30 segundos seguido por 150 mcg/kg/min IV. **HID** = **HID**ralazina *bolus* IV 5 mg, se PA não diminuir depois de 20 minutos repetir (dose total máxima 30 mg). **ALÇA** = Furosemida 40 mg IV ao longo de 2 minutos. **NCD** = **N**i**C**ar**D**ipina 5 mg/h IV. **LBTL** = **L**a**B**e**T**a**L**ol IV 2 mg/min (máx 300 mg). **NTG** = **N**i**T**ro**G**licerina 5 mcg/min IV. **NP** = **N**itro**P**russiato 0,5 mcg/min IV.

E EPIFANIA	**EHTN + CS = NCD** **EHTN + IRA = NCD** **EHTN + EPULM = NP + NTG + ALÇA** **EHTN + DAA = NP + ESMO** **EHTN + ISMA = NTG + LBTL** **EHTN + ENC = LBTL** **EHTN + ECL = HID**
DISCUSSÃO	Emergência hipertensiva é uma condição séria que pode resultar em lesão de órgãos alvo se não tratada. Pacientes com EHTN devem ser transferidos para um contexto de UTI e ser tratados imediatamente com anti-hipertensivos IV com o objetivo de baixar a pressão arterial média em 25% dentro da primeira hora.
CONTRA-INDICAÇÕES	– Nitroprussiato é decomposto para cianeto e pode causar toxicidade em pacientes em uso de nitroprussiato durante períodos prolongados de tempo. Monitorar os níveis de tiocianato. – Em pacientes com EHTN resultando de crise simpática, betabloqueadores são contraindicados, porque a inibição da vasodilatação induzida por betabloqueador resulta em vasoconstrição alfa-adrenérgica e uma elevação adicional na PA.
PÉROLAS	– Uma discrepância de > 20 mmHg na PA de ambos os braços é sugestiva de dissecção aórtica.
REFERÊNCIA	1) Varon J *et al.* The diagnosis and management of hypertensive crises. *Chest.* 2000;118:214-227.

Como tratar meus pacientes com nível elevado de LDL?

CONCEITO-CHAVE	O tratamento do nível de lipoproteína de baixa densidade (LDL) de um paciente é fundamentado na presença de doença de artéria coronariana (DAC), equivalentes de DAC, e fatores de risco.
HISTÓRIA	HDA: DAC, diabetes melito, doença arterial periférica, aneurisma de aorta abdominal, hipertensão, hiperlipidemia, ataque isquêmico transitório (AIT), acidente vascular encefálico. HF: DAC prematura (parentes de primeiro grau masculinos < 55 anos, parentes de primeiro grau femininos < 65 anos). HS: Fumo, álcool.
EXAME FÍSICO	*Acanthosis nigricans*, claudicação, extremidades pálidas/frias.
ELETRO-CARDIOGRAMA	Depressão de ST, elevação de ST, ondas Q profundas (> 1 mm).
SÍNTESE	**LBD** = Nível sérico de **L**ipoproteína de **B**aixa **D**ensidade. **DAC-EQ** = Paciente com **D**oença de **A**rtéria **C**oronariana ou **EQ**uivalente à DAC: diabetes melito, doença arterial periférica, doença de artéria carótida (> 50% de estenose), aneurisma de aorta abdominal, múltiplos fatores de risco conferindo um risco de DAC em 10 anos de > 20% (ver capítulo sobre escore de risco de Framingham). Objetivo de LDL é < 70 mg/dL. **2FR** = Presença de > **2** dos seguintes **F**atores de **R**isco: hipertensão, fumo, lipoproteína de alta densidade baixa (< 40 mg/dL), história de familiar de DAC prematura, idade (> = 45 anos homem, > = 55 anos mulher); ou um risco de DAC em 10 anos de 1,0–20% (ver capítulo sobre escore de risco de Framingham). Objetivo de LDL é < 130 mg/dL. **01FR** = Presença de **0** ou **1** dos seguintes **F**atores de **R**isco: hipertensão, fumo, lipoproteína de alta densidade baixa (< 40 mg/dL), história de família de DAC prematura, idade (> = 45 anos homem, > = 55 anos mulher). Objetivo de LDL é < 160 mg/dL. **MEV** = Recomendar **M**udanças de **E**stilo de **V**ida, como perda de peso, exercício aeróbico e uma dieta pobre em gordura, sal e rica em fibras. **TD** = Começar **T**erapia com **D**roga com: Atorvastatina 10 mg/dia ou Lovastatina 40 mg/dia ou Pravastatina 40 mg/dia ou Sinvastatina 20 mg/dia ou Fluvastatina 40 mg/dia ou Rosuvastatina 5 mg/dia ou Se incapaz de tolerar estatinas, então começar genfibrozila 600 mg 2 ×/dia e niacina 1,5 g/dia.

EPIFANIA	**01FR + LBD > = 160 = MEV** **01FR + LBD > = 190 = TD** **2FR + LBD > = 130 = MEV + TD** **DAC-EQ + LBD > = 100 = MEV + TD**
DISCUSSÃO	Pacientes com DAC ou equivalente à DAC necessitam controle rigoroso com modificação do estilo de vida e terapia com droga, como estatinas, para prevenir a progressão de DAC.
CONTRA-INDICAÇÕES	– Estatinas podem causar uma elevação nas transaminases e devem ser descontinuadas em pacientes com um aumento > 3 vezes o limite superior do normal. Pacientes com colestase ou doença hepática ativa não devem ser postos em uso de estatinas. – Estatinas podem produzir uma miopatia caracterizada por dores musculares, dolorimento, fraqueza e níveis elevados de creatina cinase (> 10 vezes o limite superior do normal), o que pode levar à rabdomiólise, mioglobinúria e insuficiência renal aguda. Se suspeitada ou presente, estatina deve ser descontinuada imediatamente.
PÉROLAS	– Em pacientes com DAC e colesterol elevado, estatinas mostraram reduzir em 30% o risco relativo de eventos coronarianos importantes.
REFERÊNCIAS	1) Grundy SM *et al.* Implications of recent clinical trials for the National Cholesterol Education Program Adult Treatment Panel III Guidelines. *Circulation.* 2004;110:227-39. 2) Pearson TA *et al.* AHA guidelines for prevention of Cardiovascular disease. *Circulation.* 2002;106:388-391.

Como tratar meus pacientes com baixo nível de HDL?

CONCEITO-CHAVE	O tratamento dos níveis de lipoproteína de alta densidade (HDL) de um paciente é fundamentado nos níveis séricos e presença de lipoproteínas elevadas de baixa densidade (LDL).
HISTÓRIA	HDA: HDL baixo. HPP: Doença de artéria coronariena (DAC), hipertensão, hiperlipidemia, diabetes melito, síndrome metabólica. HF: DAC prematura (parentes homens em primeiro grau < 55 anos, parentes mulheres em primeiro grau < 65 anos). HS: Fumo.
ELETRO-CARDIOGRAMA	Depressão de ST, elevação de ST, ondas Q profundas (> 1 mm).
SÍNTESE	**BAIXO-HDL** = **BAIXO HDL** sérico < 40 mg/dL (homens), HDL < 50 mg/dL (mulheres); o nível objetivo ideal é > = 60 mg/dL. **EV** = Mudanças do **E**stilo de **V**ida: exercício, perda de peso, cessação do fumo. **LDL-NL** = Nível **N**ormal de **LDL**. **LDL-E** = **LDL E**levado (ver capítulo sobre tratamento do LDL). **NCN** = Começar um dos dois: **N**ia**C**i**N**a comprimido de liberação prolongada a 500 mg uma vez ao dia (dado ao deitar) durante 1 mês; a seguir aumentar a dose 500 mg cada mês até máximo de 2000 mg uma vez ao dia. Ou Niacina de curta ação 500 mg duas vezes ao dia, titulando para cima até um máximo de 4.500 mg/dia. **NCN-INEF** = **N**ia**C**i**N**a **INEF**icaz ou não é capaz de tolerar niacina. **TL** = Tratar primeiro LDL elevada (ver capítulo sobre tratamento da LDL), então se HDL < 40 mg/dL, dar NCN e EV. **GEN** = **GEN**fibrozila 600 mg VO 2 ×/dia.
EPIFANIA	**BAIXO-HDL + LDL-NL = EV + NCN** **BAIXO-HDL + LDL-NL + NCN-INEF = GEN** **BAIXO HDL + LDL-E = TL**

DISCUSSÃO	Baixos níveis de HDL sérico aumentam o risco de DAC. Modificação de hábitos do estilo de vida, como fumo e obesidade, que ambos diminuem o HDL sérico, pode diminuir o risco de morbidade e mortalidade por DAC. Pacientes devem ser aconselhados a tomar niacina 30 minutos depois de tomarem sua dose diária de aspirina para reduzir efeitos colaterais sintomáticos da niacina.
CONTRA-INDICAÇÕES	– Pacientes experimentando efeitos colaterais graves da niacina (rubor da pele, prurido, dispepsia) depois de 2 semanas devem receber genfibrozila 600 mg 2 ×/dia.
PÉROLAS	– Niacina (ácido nicotínico) aumenta níveis de HDL sérico em 15–35%. – Cada 1% de diminuição no HDL sérico é associado a um aumento de 2–3% na DAC.
REFERÊNCIA	1) Third report of the National Cholesterol Education Program (NCEP) expert panel on detection, evaluation, and treatment of high blood cholesterol in adults. *Circulation*. 2002;106:3143.

Como tratar um paciente com choque cardiogênico complicando um infarto do miocárdio?

CONCEITO-CHAVE	O tratamento do choque cardiogênico decorrente de infarto do miocárdio é focado em estabilizar o paciente para revascularização.
HISTÓRIA	HDA: Sintomas recentes de IM, estado mental alterado, descompensação clínica súbita. HPP: DAC, infarto do miocárdio, hipertensão, hiperlipidemia, diabetes melito. HS: Uso de tabaco ou cocaína.
EXAME FÍSICO	Hipotensão (PA sistólica < 80 mmHg ou pressão arterial média 30 mmHg abaixo da linha de base), extremidades frias, taquicardia, estertores.
IMAGEAMENTO	Cateterismo de artéria pulmonar: Pressão capilar pulmonar encunhada (PCPE) 15 mmHg. ECO: Função ventricular e movimento da parede, evidência de derrame pericárdico, função valvar. Radiografia de tórax: Cardiomegalia, edema pulmonar, derrame pleural.
SÍNTESE *(Continua)*	**CC-IM** = **C**hoque **C**ardiogênico decorrente de **I**nfarto do **M**iocárdio: Para fazer diagnóstico de choque cardiogênico, deve existir hipotensão [PA sistólica < 80 mmHg ou pressão arterial média 30 mm abaixo da linha de base); índice cardíaco < 2,2 L/min/m^2; e PCPE > 15 mmHg. Para infarto do miocárdio, verificar biomarcadores cardíacos elevados, eletrocardiograma quanto a alterações de ST ou novas ondas Q, e história sugerindo IM recente. **AC** = **A**nti**C**oagular. Para terapia antiplaquetária, imediatamente dar aspirina 325 mg mastigada/deglutida. Começar infusão de heparina a 60 unidades/kg em *bolus* IV seguido por 12 unidades/kg/h e titular para manter TTP entre 60–90 segundos. **ESTAB** = **ESTAB**ilizar. Dar 1 litro de líquido em *bolus,* se hipotenso. Se resposta inadequada, começar infusão de dopamina a 5 mcg/kg/min e titular PAM > 60 mmHg. Se dopamina causar taquicardia grave, usar norepinefrina em seu lugar. Se incapaz de alcançar pressão arterial adequada com inotrópicos, colocar balão intra-aórtico emergencialmente. Colocar uma linha arterial para titular inotrópicos. Pacientes usualmente necessitarão ventilação mecânica. **REVASC** = **REVASC**ularização: Angiografia coronariana e a seguir revascularização com Intervenção Coronariana Percutânea ou Enxerto de Pontes em Artérias Coronárias é ideal. Quanto mais cedo a revascularização for efetuada, melhor o resultado. **HIDRAT** = Corrigir estado de **HIDRAT**ação. Em pacientes com hipotensão persistente após um *bolus* de líquido empírico, colocar um cateter de artéria pulmonar(Swan-Ganz) para guiar uso de inotrópicos e tratamento hídrico. Manter a pressão capilar pulmonar encunhada< 20 mmHg. Pacientes muitas vezes necessitam diurese, apesar de estarem hipotensos.

SÍNTESE (Continuacão	**MED-TX** = Tratamento clínico. Admitir na terapia intensiva. Revascularização dá a maior probabilidade de recuperar a função miocárdica. Reduzir a pós-carga (com Inibidor da ECA) e tentar desmamar os inotrópios e suporte com balão intra-aórtico. À medida que estado de hidratação é corrigido, e o edema pulmonar melhora, procurar desmamar da ventilação mecânica. Se deixado com disfunção cardíaca grave, o paciente necessitará avaliação por um especialista em insuficiência cardíaca/transplante e pode ser candidato a tratamentos avançados de insuficiência cardíaca como um aparelho de assistência ventricular.
E EPIFANIA	**CC-IM = ESTAB + AC + REVASC + HIDRAT + MED-TX**
DISCUSSÃO	A causa mais comum de choque cardiogênico é infarto agudo do miocárdio com disfunção ventricular esquerda. Outras causas menos comuns de choque cardiogênico, como dissecção aórtica, ruptura de músculo papilar, ruptura septal ventricular ou tamponamento cardíaco, são tratadas diferentemente e não detalhadas neste capítulo.
CONTRA-INDICAÇÕES	– Um balão intra-aórtico não deve ser colocado em pacientes com regurgitação aórtica grave.
PÉROLAS	– Choque cardiogênico ocorre em 5–8% dos pacientes hospitalizados com IMEST (infarto do miocárdio com elevação do segmento ST) e 2,5% dos casos NIMEST (não IMEST). – Fração de ejeção ventricular esquerda < 28% é associada a uma mortalidade mais alta em pacientes com choque cardiogênico.
REFERÊNCIAS	1) Reynolds HR *et al.* Cardiogenic shock: current concepts and improving outcomes. *Circulation.* 2008;117:686-697. 2) Picard MH *et al.* Echocardiographic predictors of survival and response to early revascularization in cardiogenic shock *Circulation.* 2003;107(2):279-284.

Meu paciente tem síndrome metabólica?

CONCEITO-CHAVE	O diagnóstico de síndrome metabólica é fundamentado na presença de um conjunto de certos fatores de risco, achados físicos e resultados laboratoriais.
HISTÓRIA	HDA: Indivíduo obeso com glicemia e lipídios elevados. HPP: Doença de artéria coronariana (DAC), diabetes, hiperlipidemia, hipertensão, obesidade. HF: DAC prematura (parentes em primeiro grau homens < 55 anos, parentes em primeiro grau mulheres < 65 anos), obesidade. HS: Fumo, álcool.
EXAME FÍSICO	Obesidade central, *acanthosis nigricans* (hiperpigmentação da pele enccontrada nas pregas de pele do corpo), claudicação, extremidades pálidas/frias.
SÍNTESE	**SIND-MET** = **SÍND**rome **MET**abólica. **PA-ELEV** = **P**ressão **A**rterial **ELEV**ada > 130/85 mmHg ou em tratamento de hipertensão. **GL-ELEV** = **GL**icemia de jejum **ELEV**ada > 100 mg/dL. **OBES-C** = **OBES**idade **C**entral Abdominal: cintura em homens > 102 cm e em mulheres > 88 cm. **TRIG** = **TRIG**licerídeos elevados > 150 mg/dL. **BAIXO-HDL** = **BAIXO HDL**: homens < 40 mg/dL, mulheres < 50 mg/dL. **3-FAT** = Paciente com mais de **3** dos seguintes **FAT**ores: PA-ELEV, GLJ-ELEV, OBES-C, TRIG, ou BAIXO-HDL.
EPIFANIA	**3-FAT = SIND-MET**
DISCUSSÃO	Síndrome metabólica é uma constelação de distúrbios que podem promover o desenvolvimento de doença cardiovascular aterosclerótica. Os pacientes que estão em risco devem ser avaliados no contexto clínico, e as modificações apropriadas do estilo de vida devem ser instituídas.

PÉROLAS

– Os fatores de risco predominantes por trás da síndrome metabólica são obesidade abdominal e resistência à insulina.

REFERÊNCIAS

1) Grundy SM *et al.* Diagnosis and management of metabolic syndrome. Circulation. 2005;112:2735-2752.
2) Expert Panel on Detection, Evaluation, and Treatment of High Blood Cholesterol in Adults. Executive summary of the third report of The National Cholesterol Education Program (NCEP) expert panel on detection, evaluation, and treatment of high blood cholesterol in adults (Adult Treatment Panel III). *JAMA*. 2001;285:2486.

Como tratar meu paciente com síndrome metabólica?

CONCEITO-CHAVE	O tratamento da síndrome metabólica é fundamentado na modificação do estilo de vida e controle farmacológico dos fatores de risco.
HISTÓRIA	HDA: Indivíduo obeso com glicemia e lipídios elevados. HPP: Doença de artéria coronariana (DAC), diabetes, hiperlipidemia, hipertensão, obesidade. HF: DAC prematura [parentes em primeiro grau homens < 55 anos, parentes em primeiro grau mulheres < 65 anos], obesidade. HS: Fumo, álcool.
EXAME FÍSICO	Obesidade central, *acanthosis nigricans* (hiperpigmentação da pele enccontrada nas pregas de pele do corpo), claudicação, extremidades pálidas/frias.
SÍNTESE	**SIND-MET** = Paciente diagnosticado com **SÍND**rome **MET**abólica (ver o capítulo "Meu paciente tem síndrome metabólica?"). **PP10** = **P**erda de **P**eso 7–**10**% no primeiro ano, perda contínua de peso em continuação com objetivo de índice de massa corporal (IMC) de < 25 kg/m^2. **EXER** = Pelo menos 30 minutos de **EXER**cício de intensidade moderada contínuo ou intermitente 5 vezes por semana. **DIETA** = **DIETA** deve ter gordura saturada < 7% das calorias totais, colesterol da dieta < 200 mg/dia, gordura total é 25–35% das calorias totais. **GLIC-ELEV** = No paciente com glicose em jejum alterada (glicose em jejum 100–125 mg/dL) incentivar atividade física e redução de peso (7–10% de perda de peso no primeiro ano com perda de peso continuada em continuação com objetivo de IMC de < 25 kg/m^2; em pacientes com diabetes tipo 2, instituir modificações do estilo de vida e farmacoterapia com objetivo de HbA1C < 7%. **DIS-LIP** = Em pacientes com **DISLIP**idemia, ver capítulo sobre tratamento de LDL e HDL. **PA-ELEV** = Para **P**ressão **A**rterial **ELEV**ada, reduzir pressão arterial com objetivo de 140/90 mmHg (130/80 mmHg em diabéticos). Dar lisinopril 10 mg/dia; se não puder tolerar inibidor da ECA, dar losartan 25 mg/dia. **AAS** = Baixa dose de **A**spirina 81 mg/dia.
EPIFANIA	**SIND-MET = PP10 + EXER + DIETA + GLIC-ELEV + DIS-LIP + PA- ELEV + AAS**

DISCUSSÃO	O objetivo principal no tratamento da síndrome metabólica é diminuir o risco de doença cardiovascular aterosclerótica clínica.
PÉROLAS	– Controle glicêmico a uma hemoglobina A1C de < 7% reduz complicações microvasculares e pode diminuir também o risco de doença macrovascular.
REFERÊNCIAS	1) Grundy SM *et al.* Diagnosis and management of metabolic syndrome. *Circulation.* 2005;112:2735-2752. 2) Expert Panel on Detection, Evaluation, and Treatment of High Blood Cholesterol in Adults. Executive summary of the third report of The National Cholesterol Education Program (NCEP) expert panel on detection, evaluation, and treatment of high blood cholesterol in adults (Adult Treatment Panel III). *JAMA.* 2001;285:2486.

Como tratar um paciente com pressão arterial lábil?

CONCEITO-CHAVE	Subcategoria de hipertensão com flutuações abruptas nos níveis de pressão arterial e ativação simpática.
HISTÓRIA	Pacientes apresentam-se com cefaleia, dor torácica, tonteira, náusea e vômito, palpitações, ruborização e diaforese e podem estar atravessando situação ansiosa/estressante. Distúrbios de ansiedade, sensibilidade ao sal, estresse, cafeína, drogas, doenças clínicas (feocromocitoma, síndrome carcinoide).
EXAME FÍSICO	Varia de normal a manifestações de estádio terminal de hipertensão.
ELETRO-CARDIOGRAMA	ECG: Pode ser normal ou taquicardia durante estados de estresse.
IMAGEAMENTO	TC/IRM da cabeça para excluir acidente vascular encefálico, tumor, hemorragia, compressão do tronco cerebral, trauma. TC do abdome para excluir massas suprarrenais. Ultrassonografia de carótidas para excluir estenose que pode causar falha de barorreceptores. Ultrassonografia renal para excluir estenose.
SÍNTESE *(Continua)*	**HTN-LAB** = paciente com **H**iper**T**e**N**são **LÁB**il. **ANS** = **ANS**iedade/estresse. **SS** = **S**ensibilidade ao **S**al. **DROGA** = Cafeína/**DROGA**s. **FEO** = **FEO**cromocitoma. **SC** = **S**índrome **C**arcinoide. **HT** = **H**iper**T**ireoidismo. **HTNR** = **H**iper**T**e**N**são **R**enovascular, estenose de artéria renal. **RB** = **R**eflexo **B**arorreceptor/disfunção autonômica. **MEV** = **M**udanças de **E**stilo de **V**ida (redução de sal e gordura/perda de peso). **RE** = **R**edução do **E**stresse (benzodiazepinas/antidepressivos/controle do estresse/*biofeedback*). **MD** = **M**odificação de **D**rogas (reduzir consumo/modificação da dieta/retirar droga ofensora). **MAH** = **M**edicação **A**nti-**H**ipertensiva (alfa/betabloqueio: metoprolol e prazosina, clonidina). **OC** = **O**ctreotídeo e **C**irurgia. **IECA** = **I**nibidores da **ECA**, *stents*, cirurgia.

SÍNTESE *(Continuação*	**MAT** = **M**edicação **A**nti**T**ireóidea (PTU ou metimazol, cirurgia, se indicada). **SFME** = **S**uporte: **F**ludrocortisona, **M**idodrina, **E**fedrina, ISRS. **C** = Cirurgia. **ADR** = Massa **ADR**enal.
EPIFANIA	**HTN-LAB + ANS = RE** **HTN-LAB + SS = MEV** **HTN-LAB + DROGA = MD** **HTN-LAB + FEO = MAH** **HTN-LAB + SC = OC** **HTN-LAB + HT = MAT** **HTN-LAB + HTNR = IECA** **HTN-LAB + RB = SFME** **HTN-LAB + ADR = C**
DISCUSSÃO	Episódios de hipertensão paroxística podem durar minutos a horas, e entre eles as pressões podem ser normais.
PÉROLAS	– Pseudofeocromocitoma é caracterizado por manifestações autonômicas (*i. e.*, hipertensão paroxística). – Distúrbio de pânico é caracterizado por manifestações emocionais, e as alterações de pressão arterial são mais brandas.
REFERÊNCIAS	1) Mann DF. Severe paroxysmal hypertension. *Arch Intern Med.* 1999;159:670. 2) Mackenzie IS, Brown MJ. Pseudopheochromocyoma. *J Hypertens.* 2007;25:2204. 3) Juchel O, Buu NT, Hamet P *et al.* Dopamine surges in hyperadrenergic essential hypertension. *Hypertension.* 1982;4:845.

Como devo tratar inicialmente meu paciente com síncope?

CONCEITO-CHAVE	Uma perda transitória de consciência causada por hipoperfusão cerebral temporária.
HISTÓRIA	HDA: Breve perda de consciência, palpitações, visão turva, náusea, diaforese, tonteira, fadiga. HPP/HMP: Número de ataques, convulsões, AIT, marca-passo/desfibrilador. HSocial/HF: doença cardíaca, AVE, abuso de álcool/subtância/cocaína/sedativos, medo ou culpados emocionais, posicional. MEDS: Diuréticos, anti-hipertensivos, betabloqueadores, antidepressivos.
EXAME FÍSICO	EF: Sinais vitais e pulso e pressão arterial ortostáticos. Exame cardíaco completo. Exame neurológico completo.
IMAGEAMENTO	ECG: Bloqueio cardíaco, arritmias. Eco: Defeitos valvares, fração de ejeção para ICC, RX de tórax para pneumonia, edema, EP.
SÍNTESE *(Continua)*	**SIN** = Paciente apresentando-se com **SÍN**cope. **ANEMIA** = Checar **ANEMIA** & transfundir/estudar, conforme indicado clinicamente. **HIPOGLIC** = Checar **HIPOGLIC**emia e estudar. **PARAR-MED** = Se paciente estiver bradicárdico, **PARAR** todas as **MED**icações que afetam a condução cardíaca, p.ex., betabloqueadores, bloqueadores dos canais de cálcio. **ORTO** = Checar **ORTO**stática, *i. e.,* checar queda na PA de > = 20 mmHg sistólica dentro de 3 minutos de postura em pé. **ORTO-POS/ORTO-NEG** = **POS**itivo/**NEG**ativo para **ORTO**stática. **ECG** = Efetuar **ECG** de 12 derivações. **ECG-POS** = **ECG** é **POS**itivo para condições da condução associadas à síncope, p.ex., disfunção do nó sinusal (parada sinusal > 3 segundos); bloqueio cardíaco de segundo ou terceiro grau; taquicardia supraventricular; mau funcionamento de marca-passo/cardioversor-desfibrilador implantável, torsades de pointes. **ECG-NEG** = **ECG** é **NEG**ativo para condições associadas à síncope. **SSA** = **S**opro **S**istólico **A**lto no exame. **SSA-NEG** = Ausencia de **S**opro **S**istólico **A**lto no exame fisíco. **SIN-VIRAR** = **SÍN**cope com **VIRAR** a cabeça, barbear, ou usar um colarinho apertado. **MSC** = Paciente ereto, começar com a artéria carótida direita; usar massagem longitudinal firme com pressão aumentando por 5 segundos. **MSC-POS** = **M**assagem do **S**eio **C**arotídeo **POS**itiva: produz bloqueio atrioventricular paroxístico ou assistolia de > = 3 segundos, ou queda na PA 50 mmHg sistólica ou 30 mmHg diastólica da basal, e ocorrência de síncope ou sintomas pré-síncope. **MSC-NEG** = **M**assagem do **S**eio **C**arotídeo **NEG**ativa.

SÍNTESE (Continuacão	**SIN-ORTO** = **SÍN**cope **ORTO**stática = Avaliar e tratar a causa subjacente [depleção de volume (taquicardia e uma frequência cardíaca > 100 batimentos por minuto), barorreflexo com comprometimento (aceleração cardíaca mínima em pacientes mais velhos), medicações (anti-hipertensivos, antidepressivos, diuréticos) e insuficiência autonômica (diabetes melito, neuropatia amiloide, doença de Parkinson, atrofia de múltiplos sistemas, abuso de álcool). **SIN-CBV** = Paciente manifestando sinais/sintomas de doenças **C**ere**B**ro**V**asculares no momento do episódio **SIN**copal, p. ex., ataque isquêmico transitório, convulsão, enxaqueca, síndrome de roubo do subclávio. **SNCG** = **S**íncope **N**euro**C**ardio**G**ênica. **SCAR** = **S**íncope **CAR**díaca. **SRM** = **S**íncope **R**eflexo **M**ediada, p.ex., Síncope vasovagal (desmaio comum), hipersensibilidade do seio carotídeo, situacional (tosse, espirro, defecação, micção, pós-micção), ou neuralgia glossofaríngea e trigeminal. **SCBV** = **S**íncope **C**ere**B**ro**V**ascular: recomendar consulta de neurologia para estudo adicional, conforme clinicamente indicado. **PAL-TON** = Sintomas de **PAL**pitações e **TON**teira. **HOLT** = Obter monitoramento **HOLT**er de 24 horas. **HOLT-POS** = Monitor **HOLT**er (ou telemetria) é **POS**itivo para disfunção do nó sinusal (parada sinusal > 3 segundos); bloqueio cardíaco de segundo ou terceiro grau; taquicardia supraventricular, taquicardia ventricular; disfunção de marca-passo/cardioversor-desfibrilador implantável, torsades de pointes. **HOLT-NEG** = Monitor **HOLT**er (ou telemetria) é **NEG**ativo para arritmia. **EVENTO** = Avaliação com monitor de **EVENTO** ou registrador de alça implantável. **ECO** = **ECO**cardiograma. **ECO-POS** = **ECO**cardiograma **POS**itivo para doença cardíaca estrutural importante associada á síncope, p. ex., estenose aórtica, estenose mitral, síndromes coronarianas/isquemia agudas, embolia pulmonar, hipertensão pulmonar, dissecção aórtica aguda, cardiomiopatia hipertrófica, derrame pericárdico/tamponamento, mixoma atrial. **ECO-NEG** = **ECO**cardiograma **NEG**ativo para cardiopatia importante. **TEC** = obter **T**este de **E**sforço **C**ardíaco. **TEC-POS/TEC-NEG** = **T**este de **E**sforço **C**ardíaco **POS**itivo/**NEG**ativo para isquemia importante. **TCS** = **T**ratar **C**ausa **S**ubjacente e/ou encaminhar para estudo de eletrofisiologia, cateterismo ou cirurgia, se clinicamente indicado.

EPIFANIA	**SIN = PARAR-MED + ANEMIA + HIPOGLIC + ORTO + ECG + HOLT + ECO + MSC + TEC** **SIN-VIRAR = MSC** **SIN-VIRAR + MSC-POS = TCS** **SIN + HOLT-NEG + ORTO-NEG + MSC-NEG + ECO-NEG + TEC-NEG = SRM** **SIN + ORTO = SIN-ORTO** **SIN + SIN-CBV = SCBV** **SIN + SSA = ECO + HOLT** **SIN + ECO-POS = SCAR** **SIN + HOLT-POS = SCAR** **SIN + TEC-POS = SCAR** **SCAR = TCS**
REFERÊNCIAS	1) Brignole M *et al.* Guidelines on management (diagnosis and treatment) of syncope. *Eur Heart J.* 2001;22:1290. 2) Miller TH *et al.* Evaluation of syncope. *Am Fam Physician.* 2005;72:1492-1500.

SEÇÃO IX

MEDICAÇÕES

Quando devo avaliar a função cardíaca do meu paciente que irá receber ou atualmente está recebendo doxorrubicina?

CONCEITO-CHAVE	Em pacientes recebendo quimioterapia com doxorrubicina, o monitoramento da função cardíaca é fundamentado na função ventricular esquerda de base e dosagem total da quimioterapia recebida.
HISTÓRIA	HDA: Paciente com linfoma de Hodgkin, câncer de mama, bexiga, estômago ou pulmão recebendo quimioterapia com doxorrubicina. HPP: Insuficiência cardíaca congestiva, hipertensão, doença de artéria coronariana. HS: Álcool.
EXAME FÍSICO	Dispneia, estertores, taquicardia, distensão venosa jugular, hepatomegalia, edema de tornozelos. Toxocidade aguda: Arritmias, anormalidades eletrocardiográficas, uma síndrome pericardite–miocardite e disfunção ventricular durante ou imediatamente após a administração de antraciclinas. Toxicidade inicial: Observada como ocorrência de ICC relacionada com a dose em pacientes que receberam 500–550 mg/m^2 de doxorrubicina. Toxicidade tardia: O início de ICC sintomática pode ocorrer tão tarde quanto 10–12 anos depois da última dose de antraciclina. ICC é decorrente de uma cardiomiopatia dilatada não isquêmica.
IMAGEAMENTO	ECO: FEVE < 40%. Aumentos de AE e VE, anormalidades do movimento da parede. Angiografia radionuclídica (ARN): Monitoramento das alterações na função diastólica ventricular esquerda pode identificar evidência de cardiotoxicidade mais cedo do que monitoramento da fração de ejeção, que é um marcador da função sistólica.
SÍNTESE	**ADOX** = **A**ntes que o paciente receba **DOX**orrubicina ou antes da administração de 100 mg/m^2 de doxorrubicina. **PDOX** = **P**aciente já recebeu > 100 mg/m^2 de **DOX**orrubicina. **AVAL-FE** = Encaminhar paciente para ecocardiograma, angiografia radionuclídica ou outro teste de imagem para **AVAL**iação da **F**ração de **E**jeção ventricular esquerda. **FEVE-OK** = **FEVE** normal ou se estudo de acompanhamento mostrar declínio em menos de 10% do estudo de base e FE absoluta > = 30%. **FEVE < 30** = **FEVE < 30%**. **DECL-10** = FEVE **DECL**ina **10**% do estudo de base. **DC-DOX** = **D**es**C**ontinuar **DOX**orrubicina. **CON-DOX** = **CON**tinuar **DOX**orrubicina. **FU-#1** = Estudo de ***F**ollow-**U**p* **#1** com AVAL-FE a 300 mg/m^2. Repetir AVAL-FE a 400 mg/m^2 se o paciente tiver história de cardiomiopatia, exposição à radiação, e resultados eletrocardiográficos anormais, ou estiver sob terapia com ciclofosfamida. **FU-#2** = Estudo de ***F**ollow-**U**p* **#2** com AVAL-FE a 450 mg/m^2. **FU-#3** = Estudo de ***F**ollow-**U**p* **#3** com AVAL-FE antes de cada dose depois de 450 mg/m^2.

E EPIFANIA	**ADOX = AVAL-FE** **FU-#1 = AVAL-FE** **FU-#2 = AVAL-FE** **FU-#3 = AVAL FE** **PDOX + FEVE-OK = CON-DOX** **PDOX + FEVE < 30 = DC-DOX** **PDOX + DECL-10 = DC-DOX**
DISCUSSÃO	O mecanismo de cardiomiopatia da doxorrubicina pode ser decorrente da geração de radicais livres e estresse oxidativo, causando alterações subcelulares no miocárdio, levando à perda de miofibrilas e vacuolização das células miocárdicas.
PÉROLAS	– Biópsia endomiocárdica tem a mais alta sensibilidade e especificidade para o diagnóstico de cardiomiopatia induzida por doxorrubicina. – Pacientes com idade > 65 são predispostos à cardiotoxicidade com doses cumulativas mais baixas de doxorrubicina.
REFERÊNCIAS	1) Singal PK. Doxorubicin-induced cardiomyopathy. *N Engl J Med.* 1998;339:900-905. 2) Schwartz RG *et al.* Congestive Heart failure and left ventricular dysfunction complicating doxorubicin therapy. *Am J Med.* 1987;82(6):1109-1118. 3) Lee BH, Goodenday LS, Muswick GJ *et al.* Alterations in left ventricular diastolic function with doxorubicin therapy. *J Am Coll Cardiol.* 1987;9:184.

Quais são as diferenças entre todos os betabloqueadores?

CONCEITO-CHAVE	Betabloqueadores são usados para muitas condições diferentes. Os perfis de cada betabloqueador são importantes para tomar a melhor decisão de tratamento para o seu paciente.
HISTÓRIA	Um paciente que se apresenta com angina, e um betabloqueador é escolhido para terapia.
EXAME FÍSICO	Tome nota de sinais de doença hepática ou renal para monitorar as doses com base na via de eliminação; se for positivo para asma/DPOC, utilize agentes cardiosseletivos, diabetes (pode facilitar hipoglicemia e mascarar seus efeitos).
ELETRO-CARDIOGRAMA	Monitorar quanto a bloqueio AV de primeiro grau, bradicardia.
SÍNTESE	**ACE** = Acebutolol **ATE** = **ATE**nolol **BET** = **BET**axolol **BIOP** = **BIOP**rolol. **CART** = **CART**eolol **CARV** = **CARV**edilol **ESM** = **ESM**olol. **LABE** = **LABE**talol **MET** = **MET**oprolol **NAD** = **NAD**olol. **NEB** = **NEB**ivolol **OX** = **OX**prenolol **PEN** = **PEN**butolol. **PIND** = **PIND**olol **PROP** = **PROP**ranolol **SOT** = **SOT**alol **TIM** = **TIM**olol. **AB** = **A**lfa**B**loqueio. **SAB** = **S**em **A**lfa**B**loqueio. **BS** = **B**eta**S**eletivo. **NBS** = **N**ão **B**eta**S**eletivo. **ER** = **E**liminação **R**enal. **EH** = **E**liminação **H**epática.
EPIFANIA	**ACE: SAB, BS brando, dose 100–400 mg 2 ×/dia, meia-vida 3–4 horas, EH. ATE: SAB, alto BS, dose 50–200 mg/dia, meia-vida 6–9 horas, ER. BET: SAB, brando BS, dose 10–20 mg/dia, meia-vida 9–12 horas, EH. BIOP: SAB, brando BS, dose 2,5–20 mg/dia, meia-vida 9–12 horas, ER. CART: SAB, NBS, dose 2,5–5 mg/dia, meia-vida 6 horas, ER. CARV: AB, NBS, dose 2,125–25 mg 2 ×/dia, meia-vida 7–10 horas, EH. ESM: SAB, alto BS, dose IV 500 mcg/kg/min titular, meia-vida 9 minutos, eliminação esterase sanguínea. LABE: AB, NBS, dose 100–400 mg 2 ×/dia, meia-vida 3–4 horas, EH. MET: SAB, BS, dose 25–100 mg 2 ×/dia/3 ×/dia, meia-vida 3–7 horas, EH. NAD: SAB, NBS, dose 40-160 mg/dia, meia-vida 24 horas, ER. NEB: SAB, BS, dose 5–40 mg/dia, meia-vida 12 horas, EH. OX: SAB, NBS, dose 40–80 mg 3 ×/dia, meia-vida 1,5 hora, EH.**

EPIFANIA	**PEN: SAB, NBS, dose 10–40 mg/dia, meia-vida 5 horas, EH.** **PIND: SAB, NBS, dose 5–30 mg, meia-vida 3–4 horas, EH.** **PROP: SAB, NBS, dose 10–80 mg 2 ×/dia/3 ×/dia/4 ×/dia, meia-vida 3–4 horas, EH.** **SOT: SAB, NBS, 80–160 mg 2 ×/dia, meia-vida 12 horas, ER, atividade antiarrítmica classe III independente** **TIM: SAB, NBS, dose 10–30 mg 2 ×/dia, meia-vida 4 horas, EH.**
DISCUSSÃO	Betabloqueadores mostraram melhorar a sobrevida em pacientes com infarto miocárdico prévio e insuficiência cardíaca sistólica. Betabloqueadores são usados para angina, fibrilação atrial, insuficiência cardíaca, tremores essenciais, glaucoma, hipertensão, enxaquecas, dissecção aórtica, ansiedade, hipertensão porta e vários outros usos.
PÉROLAS	– Sotalol também tem atividade antiarrítmica. – Carvedilol e labetalol são os únicos que têm bloqueio alfa. – Propranolol e metoprolol entram no SNC em altas concentrações e podem ter efeitos colaterais no SNC. – Eles são todos igualmente efetivos para tratar angina. – Oxprenolol, pindolol, acebutolol e penbutolol são agonistas parciais e têm atividade simpaticomimética (boa para pacientes com bradicardia, mas não para pacientes pós-infarto do miocárdio).
REFERÊNCIAS	1) Freemantle N *et al.* Beta Blockade after myocardial infarction: systematic review and meta regression analysis. *BMJ.* 1999;318(7200):1730-1737. 2) Frishman WH *et al. Current Cardiovascular Drugs*. Philadelphia: Current Medicine LLC; 2005.

Tratamento de anticoagulação em pacientes sob warfarin indo para cirurgia?

CONCEITO-CHAVE	Interrupção da anticoagulação aumenta o risco tromboembólico (TE), enquanto a sua continuação aumenta o risco de sangramento cirúrgico (SC).
HISTÓRIA	HDA: Paciente recebendo warfarin, submetendo-se à cirurgia.
EXAME FÍSICO	Alto risco TE: estalido mecânico.
CIRURGIA	**ALTO-RSC** = **ALTO R**isco **SC**: neurocirurgia, geniturinário, cardiotorácica, grande reparo vascular (reparo AAA, *bypass* aortofemoral), urológica de grande porte (prostatectomia, ressecção de tumor da bexiga), ortopédica de grande porte (artroplastia de quadril/joelho), cirurgia de ressecção pulmonar, cirurgia de anastomose intestinal, inserção de marca-passo permanente ou CDI, diversas (rim–próstata–biópsia de cone cervical, pericardiocentese, polipectomia do cólon). **RSC-INT** = **R**isco **SC INT**ermediário: outra cirurgia intra-abdominal, intratorácica, ortopédica ou vascular. **RSC-BAIXO** = **R**isco **SC BAIXO**: colecistectomia laparoscópica/herniorrafia inguinal, procedimentos dentários, excisões da pele, endoscopia/colonoscopia, procedimentos oftalmológicos, angiografia coronariana, aspiração/biópsia de medula óssea, biópsia de linfonodo, toracocentese, paracentese, artrocentese.
SÍNTESE	**RTE-ALTO** = **R**isco **TE ALTO**: valva cardíaca mecânica, tromboembolismo arterial dentro de três meses (AVE, ataque isquêmico transitório [ATI], embolia sistêmica), tromboembolismo venoso dentro de três meses (TVP, EP), tromboembolismo prévio arterial/venoso durante interrupção de warfarin, condição protrombótica (deficiência de proteínas C, S ou antitrombina, anticorpos antifosfolipídicos, múltiplas anormalidades sanguíneas protrombóticas). **RTE-INTERM** = **R**isco **TE INTERM**ediário: valva cardíaca bioprotética, fibrilação atrial crônica com pelo menos um fator importante de risco de AVE (insuficiência cardíaca congestiva, hipertensão, idade > 75, diabetes, AVE/AIT prévio, tromboembolismo arterial/venoso prévio dentro dos últimos 3–12 meses. **RTE-BAIXO** = **R**isco **TE BAIXO**: fibrilação atrial crônica sem fatores de risco importantes, tombroembolismo arterial/venoso há mais de 12 meses.

EPIFANIA	**RTE-ALTO/RTE-INTERM + ALTO-RSC/RSC-INT = Parar warfarin cinco dias antes da cirurgia, com INRALVO < = 1,5 (< = 2,0 com válvulas mecânicas). Começar heparina não fracionada intravenosa (HNF-IV) com *bolus* de heparina de baixo peso molecular (HBPM) três dias antes da cirurgia. Se o INR no dia da cirurgia for > 1,5 (> = 2,0 com válvulas mecânicas), dar 1 mg de vitamina K subcutânea. Parar HNF-IV 5 horas (HBPM 24 horas) antes da cirurgia. Recomeçar heparina sem *bolus*/HBPM 12 horas após a cirurgia e warfarin no dia 1 pós-cirurgia (esperar mais tempo, se sangramento do local cirúrgico ou não tomando VO).** **RTE-ALTO/RTE-INTERM + RSC-BAIXO = Não interrupção da warfarin.** **RTE-BAIXO + ALTO-RSC/RSC-INT = Parar warfarin cinco dias antes da cirurgia com INR-alvo no dia da cirurgia < = 1,5 (< = 2,0 com válvulas mecânicas). Fazer ponte com profilaxia HNF pré e pós-operatória 5.000 U SC a cada 12 h (ou HBPM). Se o INR no dia da cirurgia for > 1,5 (> = 2,0 com válvulas mecânicas) dar 1 mg SC de vitamina K. Recomeçar profilaxia 12 horas após a cirurgia e warfarin no dia 1 pós-cirurgia (aguardar mais tempo, se sangramento do local cirúrgico ou não tomando VO).**
DISCUSSÃO	Risco de eventos recorrentes sem terapia: Até 18% com fibrilação atrial, até 40% com eventos tromboembólicos, até 91% com válvulas mecânicas (mitral > aórtica).
PÉROLAS	– Checar INR no dia da cirurgia (ou 24 horas no pré-operatório). – Meias de compressão graduada ou compressão pneumática intermitente podem ser acrescentadas para reduzir risco TE.
REFERÊNCIA	1) Bonow RO *et al.* ACC/AHA 2008 guideline update on valvular heart disease: focused update on infective endocarditis. *J Am Coll Cardiol.* 2006;48:e1.

Quais são as indicações de manuseio cirúrgico peroperatório com aspirina?

CONCEITO-CHAVE	Uso de aspirina deve ser balanceado entre diminuição do risco cardiovascular e aumento do risco de sangramento perioperatório.
HISTÓRIA	HDA: Quando e que tipo de cirurgia é planejado. HPP: DAC, IM, *stents* vasculares que foram colocados (quando e de que tipo) eventos tromboembólicos (p. ex., AVE), valvas protéticas. HS: Uso de fumo.
SÍNTESE	**BREC** = **B**aixo **R**isco de **E**vento **C**ardiovascular. Aspirina é tomada profilaticamente antes, para prevenir um primeiro evento cardiovascular. **AREC** = **A**lto **R**isco de **E**vento **C**ardiovascular: Aspirina é tomada como prevenção secundária em um paciente com doença cardiovascular estabelecida (história de doença obstrutiva de artéria coronária, infarto do miocárdio, acidente vascular encefálico, doença vascular periférica). **UREC** = **U**ltra-alto **R**isco de **E**vento **C**ardiovascular: Inclui: Paciente recebeu um *stent* recente (*stent* de metal nu dentro das últimas seis semanas ou *stent* eluidor de droga dentro dos últimos 12 meses). Paciente com *stent* na artéria coronária principal esquerda ou descendente anterior esquerda. Paciente com uma história de trombose em *stent*. **BSC** = **B**aixo Risco de **S**angramento **C**irúrgico: Hemorragia provavelmente não afetaria o resultado. Exemplos: Procedimentos dentários, excisões de pele, endoscopia, procedimentos oftalmológicos, artrocentese, intervenção coronariana percutânea. **ARSC** = **A**lto **R**isco de **S**angramento **C**irúrgico = Hemorragia poderia ser catastrófica. Exemplos: Neurocirurgia, ortopédica, geniturinária. **PARAR** = **PARAR** aspirina: Parar aspirina 7–10 dias antes da cirurgia e retomar 24 horas após o procedimento, quando hemostasia adequada ocorreu. **TOMAR** = Continuar a **TOMAR** aspirina durante o procedimento. **AVAL** = **AVAL**iação cuidadosa dos riscos *versus* benefícios. Estes pacientes estão em extremo risco de um evento catastrófico, como uma trombose aguda de um *stent* que pode ser fatal ou causar insuficiência cardíaca grave. Discussão deve ser feita com o paciente, anestesiologista e cirurgião. A cronologia da cirurgia pode ter que ser retardada, se *stent* recente. Se aspirina for interrompida, deve ficar claro que o risco é extremamente alto.
EPIFANIA	**BREC + BSC = TOMAR** **BREC + ARSC = PARAR** **AREC + BSC = TOMAR** **AREC + ARSC = PARAR** **UREC + BSC = TOMAR** **UREC + ARSC = AVAL**

DISCUSSÃO	Muitos pacientes na categoria UREC não estão conscientes de quão catastrófico seria parar medicação antiplaquetária. Várias especialidades médicas podem dar instruções genéricas para parar aspirina a todos os pacientes antes de procedimentos médicos. Pacientes UREC devem ter instruções claras ao discutir com seu cardiologista, se a qualquer momento instruídos a suspender o uso de aspirina para um procedimento eletivo.
PÉROLAS	– Comunicação direta com o paciente, anestesiologista e cirurgião é muito útil para compreender o risco cirúrgico e tomar uma decisão acertada.
REFERÊNCIAS	1) Douketis *et al.* The perioperative management of antithrombotic therapy. *Chest.* 2008;133:299S-339S. 2) Bhattt DL *et al.* ACCF/ACG/AHA 2008 expert consensus documento f reducing the gastrointestinal risks of antiplatelet therapy and NSAID use. *Circulation.* 2008;118:1894.

Como tratar um INR elevado em um paciente com warfarin?

CONCEITO-CHAVE	INR é uma proporção do tempo de protrombina do paciente para uma amostra de controle normal. Um valor alto indica probabilidade mais alta de sangramento, e um valor baixo indica probabilidade mais alta de coagulação.
HISTÓRIA	HDA: Paciente com INR elevado, sangramento e/ou necessidade de reversão urgente (antes do procedimento). HPP: Fibrilação atrial, válvula cardíaca bioprotética, trombose venosa profunda, embolia pulmonar, condição protrombótica [deficiência de proteínas C, S ou antitrombina]. HS: Uso de álcool, vitamina k na dieta.
EXAME FÍSICO	Equimose, sangramento, melena, sangramento dentário, hematúria.
SÍNTESE	**INR-ST** = **INR** **S**upra**T**erapêutica: > 3,0; > 3,5 [válvula cardíaca mecânica]. **SS** = **S**angramento **S**ério – melena, hemoptise, sangramento de cateter intravenoso, queda importante na hemoglobina, sangramento intracraniano. **ASS** = **A**usência de **S**angramento **S**ério.
EPIFANIA	**SS = Reter a warfarin e dar vitamina K 10 mg por infusão IV lenta. Se o sangramento continuar, transfundir plasma fresco congelado (PFC).** **INR-ST ≥ 9 + ASS = Reter warfarin e dar vitamina K oral 5,0 mg. Recomeçar warfarin a uma dose mais baixa quando o INR estiver na faixa terapêutica.** **INR-ST 5 a < 9 + ASS = Reter 1 ou 2 doses de warfarin, então recomeçar a uma dose mais baixa. Dar 2,5 mg de vitamina K oral em pacientes com alto risco de sangramento. Reiniciar warfarin em uma dose mais baixa quando INR estiver na faixa terapêutica.** **INR-ST < 5 + ASS = Dose mais baixa de warfarin ou reter 1 dose. Reiniciar warfarin a uma dose mais baixa quanto a INR estiver na faixa terapêutica.**
DISCUSSÃO	INR Terapêutico: 2–3; 2,5–3,5 (válvula cardíaca mecânica). Em pacientes com níveis supraterapêuticos de INR, as doses de warfarin devem ser reduzidas para permitir que o INR caia de volta para os níveis terapêuticos para evitar o risco de sangramento sério. Pacientes com INR subterapêutico correm o risco de má anticoagulação e trombose.
CONTRA-INDICAÇÕES	– Interações de drogas que aumentam o INR: acetaminofeno, amiodarona, cimetidina, eritromicina, cetoconazol, metronidazol, propafenona, trimetoprim-sulfametoxazol. – Interações de drogas que diminuem o INR: barbitúricos, rifampicina, azatioprina, carbamazepina, colestiramina.

PÉROLAS	– Amostras de sangue colhidas de um cateter venoso central podem resultar em INRs falsamente elevados graças à contaminação de heparina; colher sangue de uma veia periférica.
REFERÊNCIAS	1) Ansall J, Hirsh J, Hylek E. Guidelines for correction of warfarin over-anticoagulation. *Chest.* 2008;133:160-198. 2) Hylek EM, Heiman H, Skates SJ, Sheehan MA, Singer DE *et al.* Acetominophen and other risk factors for excessive warfarin anticoagulation. *JAMA.* 1998;279:657-662.

Quanto devo administrar de sulfato de protamina para reverter a anticoagulação por heparina?

CONCEITO-CHAVE	Reversão de anticoagulação por heparina é feita com sulfato de protamina com base no tempo decorrido desde a última dose de heparina.
HISTÓRIA	HDA: Paciente recebendo heparina de baixo peso molecular ou não fracionada que está em necessidade de reversão (antes de procedimento, sangramento ameaçador à vida). HPP: Trombose venosa profunda (TVP), êmbolo pulmonar, angina instável, infarto miocárdico sem supra de ST (IAMSSST).
SÍNTESE	**PAC-HEP** = **PAC**iente **HEP**arinizado que necessita reversão da sua anticoagulação. **SP** = **S**ulfato de **P**rotamina é usado para reverter anticoagulação de heparina, pela ligação à heparina no sangue formando um complexo estável. Deve ser administrado por dose IV lenta a uma velocidade não > 5 mg/min com uma dose máxima de 50 mg. **T1** = Imediatamente depois da administração de heparina. **T2** = 30–60 minutos depois da administração da heparina. **T3** = > 2 horas após administração da heparina. **P1** = 1 mg IV de SP por 100 unidades de heparina. **P2** = 0,5 mg IV de SP por 100 unidades de heparina. **P3** = 0,25 mg IV de SP por 100 unidades de heparina.
EPIFANIA	**PAC-HEP + T1 = P1** **PAC-HEP + T2 = P2** **PAC-HEP + T3 = P3**
DISCUSSÃO	A dose recomendada de sulfato de protamina é 1 mg por 100 unidades de heparina, mas esta dose é ajustada com base no tempo desde a última dose de heparina. A meia-vida da heparina é 1,5 hora.
CONTRA-INDICAÇÕES	– Infusão rápida de sulfato de protamina (> 5 mg/min) pode resultar em hipotensão, reação anafilactoide (dispneia, bradicardia, rubor), hipertensão pulmonar, lassidão, náusea e vômito.

PÉROLAS	– Sulfato de protamina neutraliza 60% do efeito anticoagulante da heparina de baixo peso molecular.
REFERÊNCIAS	1) Broderick J *et al.* Guidelines for the Management os Spontaneous Intracerebral Hemorrhage in Adults. *Stroke.* 2007;38:2001-2023. 2) Crowther MA *et al.* Bleeding risk and the management of bleeding complications in patients undergoing anticoagulant therapy: focus on new anticoagulant agents. *BLOOD.* 2008;10:4871-4879. 3) Lexi-Comp, Inc. (Lexi-Drugs™). Lexi-Comp, Inc. 2010.

Como tratar superdose de betabloqueador?

CONCEITO-CHAVE	O tratamento de superdose de betabloqueador é focado na reversão dos sintomas e estabilização da frequência cardíaca e pressão arterial.
HISTÓRIA	HDA: Paciente tomando betabloqueador. Pacientes idosos com polifarmácia estão em risco particular de superdose acidental. Descompensação súbita (síncope, dispneia, hipoglicemia, delírio, coma). HPP: Hipertensão, doença de artéria coronariana, insuficiência cardíaca congestiva, qualquer indicação de betabloqueio.
EXAME FÍSICO	Hipotensão, bradicardia, convulsão, delírio, letargia, irresponsividade.
ELETRO-CARDIOGRAMA	Bradicardia, bloqueio AV, QRS largo, QTc prolongado, prolongamento do PR, assistolia.
SÍNTESE	**SD-BB** = Paciente com suspeita de **S**uper**D**osagem de **B**eta**B**loqueador. **BC** = Bradicardia importante: Frequência ventricular < 55 bpm. Pode ocorrer no contexto de bloqueio AV. **HI** = **H**emodinamicamente **I**nstável: hipotensão (PA sistólica < 90 mmHg) e evidência de choque (alterações do estado mental ou débito urinário diminuído). **HE** = **H**emodinamicamente **E**stável: normotenso, função mental normal, ausência de evidência de choque. **ESTAB** = **ESTAB**ilizar: Para hipotensão, começar um *bolus* de líquido IV com soro fisiológico. Dar glucagon 5 mg ao longo de 1 minuto. Se glucagon for efetivo, começar infusão de glucagon a 2–5 mg/h para manter PAM > = 60. Se necessário começar inotrópicos com atividade beta-agonista para manter a pressão arterial (epinefrina 1 mcg/min ou dopamina 5 mcg/kg/min e titular para cima para PAM > = 60). **AUM-FC** = **AUM**entar a **F**requência **C**ardíaca: Dar atropina 0,5–1 mg a cada 5 minutos IV x 2 e avaliar a resposta. Pode-se usar inotrópico com atividade beta-agonista como acima. Pode-se usar marca-passo temporário, se as medidas acima falharem, com estimulação transcutânea ou transvenosa. **MED-TX** = Tratamento clínico: Monitorar os pacientes com telemetria. Para hipoglicemia, dar uma ampola de glicose a 50% (W50) e reavaliar. Para convulsões, interromper com benzodiazepinas IV ou IM (p. ex., lorazepam 2 mg IV). Em pacientes com ingestão de betabloqueador dentro de 2 horas, dar carvão ativado 1 g/kg VO, se não houver contraindicações. À medida que os níveis do betabloqueador se desgastam, diminuir as medidas tomadas (p. ex., infusão de epinefrina), à medida que o quadro clínico melhorar.
EPIFANIA	**SD-BB + BC + HI = ESTAB + AUM-FC + MED-TX** **SD-BB + BC + HE = MED-TX**

DISCUSSÃO	Toxicidade de betabloqueador ocorre dentro de 2 horas da ingestão na maioria dos pacientes. O tratamento da toxicidade de betabloqueador deve começar com avaliação dos ABCs antes de prosseguir com tratamento clínico. O objetivo do tratamento clínico é reverter os sintomas e estabilizar a pressão arterial.
CONTRA-INDICAÇÕES	– Náusea e vômito podem ocorrer como um efeito colateral do glucagon. – Carvão ativado é contraindicado, se o paciente for incapaz de proteger a via aérea.
PÉROLAS	– Propranolol e carvedilol são altamente lipofílicos e podem cruzar a barreira hematoencefálica para causar sequelas neurológicas, como convulsões ou delírio.
REFERÊNCIAS	1) Love JN *et al.* Characterization of fatal beta blocker ingestion. *J Toxicol Clin Toxicol.* 2000;38(3):275-281. 2) Reith DM *et al.* Relative toxicity of beta blockers in overdose. *J Toxicol Clin Toxicol.* 1996;34(3):273-278.

Como tratar toxicidade de digoxina?

CONCEITO-CHAVE	O tratamento de um nível elevado de digoxina é fundamentado na presença de sintomas e concentração sérica de digoxina.
HISTÓRIA	HDA: Paciente tomando digoxina para insuficiência cardíaca congestiva (ICC) e/ou fibrilação atrial (controle da frequência). HPP: Insuficiência renal, hipotireoidismo. LABS: Hipopotassemia, hipomagnesemia, ureia, creatinina.
EXAME FÍSICO	Náusea, vômito, diarreia, perturbações visuais (visão turva ou amarela), confusão, agitação.
ELETRO-CARDIOGRAMA	Bloqueio atrioventricular, bloqueio sinoatrial, bigeminismo ventricular, taquicardia, fibrilação ventricular.
SÍNTESE	**DIG-E** = **DIG**oxina sérica **E**levada > 2 ng/mL. **SINT** = **SINT**omática: náusea, vômito, perturbação visual (visão turva ou amarela), confusão, arritmia. **ASSINT** = **ASSINT**omática: sem sintomas presentes. **CONH** = Nível **CONH**ecido: concentração sérica de digoxina conhecida. **DESCONH** = Nível **DESCONH**ecido: concentração de digoxina sérica desconhecida. **FAB** = **FAB** imune a digoxina. **PARAR** = **PARAR** digoxina. **CAL-FAB** = Dose **CAL**culada de **FAB** [# frascos] = (concentração de digoxina sérica [ng/mL] x peso [kg])/100. **10F** = **10 F**rascos = 10 frascos de Fab. **HIPOPOT** = **HIPOPOT**assemia BAIXOS níveis de K. **REPK** = **REP**osição de potássio (**K**): Potássio IV a 10 a 20 mEq/h (máximo diário 400 mEq/dia) para manter níveis de potássio sérico entre 4,0 e 5,5 mmol/L. **REPMG** = **REP**osição de **M**a**G**nésio: dar magnésio em *bolus* IV 2 g ao longo de 15 minutos, seguido por uma infusão IV contínua (máximo 4 g/24 horas, incluindo a dose de ataque), conforme necessário. Manter níveis de magnésio entre 1,7 e 2,1 mg/dL. HIPOMaGnesemia Baixos níveis de magnésio
EPIFANIA	**Tratamento da digoxina elevada:** **DIG-E + ASSINT = PARAR** **SINT + CONH = CAL-FAB** **SINT + DESCONH = 10F** **Tratamento dos Eletrólitos:** **HIPOPOT = REPK** **HIPOMG = REPMG**

DISCUSSÃO	Pacientes exibindo sintomas de toxicidade de digoxina devem ser tratados com Fab com base nas suas concentrações de digoxina sérica. Para toxicidade grave ameaçando a vida, Fab imune à digoxina é o tratamento de escolha. Baixos níveis de potássio e magnésio devem ser corrigidos, uma vez que estes podem exacerbar a toxicidade da digoxina.
CONTRA-INDICAÇÕES	Interações entre drogas que aumentam a concentração sérica de digoxina: amiodarona, claritromicina, ciclosporina, diltiazem, eritromicina, itraconazol, verapamil.
PÉROLAS	- Retratamento com digoxina não deve ser retomado até que todo o Fab tenha sido eliminado do corpo. - Nível de digoxina pode ser falsamente elevado depois de receber Fab, uma vez que o ensaio laboratorial não seja capaz de distinguir entre a digoxina livre e a digoxina ligada ao Fab.
REFERÊNCIAS	1) Digoxin (Lanoxin) Package Insert – Glaxosmith Kline, September 2001. 2) Allen NM *et al.* Treatment of digitalis intoxication with emphasis on the clinical use of digoxin immune Fab. *DICP.* 1990;24(10):991-998. 3) Hauptman PJ *et al.* Digitalis. *Circulation.* 1999;99;1265-1270.

Esta medicação prolongará o intervalo QT-c e quão alto é o risco?

CONCEITO-CHAVE	Medicações comuns podem prolongar o intervalo QT-c e levar a torsades de pointes (TDP), uma arritmia ameaçadora à vida.
HISTÓRIA	HDA: Paciente com prolongamento do intervalo QT-c induzido por droga pode exibir palpitações, síncope, convulsões e/ou parada cardíaca. HPP: Síndrome de QT longo congênita (SQTL), bradicardia, desequilíbrio eletrolítico (K, Mg), fibrilação atrial, insuficiência cardíaca congestiva. HS: Idade > 65, sexo feminino; álcool. Meds: Digital, uso de > 2 drogas que prolongam QT.
ELETRO-CARDIOGRAMA	QT-c normal: 0,43 segundo em homens e 0,45 segundo em mulheres. QT-c prolongado: 0,45 segundo em homens e 0,47 segundo em mulheres. TDP: Taquicardia ventricular polimórfica, rotações do complexo QRS ondulando em torno da linha de base do ECG.
SÍNTESE	**QT-c** = Intervalo QT corrigido para frequência cardíaca, fórmula de Bazzett para QTc = QT/raiz quadrada de [RR]. **AR** = Drogas de **A**lto **R**isco que causam prolongamento do QT-c e têm um risco aumentado de TDP. **RA** = **R**isco de **A**ssociação: drogas que causam prolongamento do QT-c e podem ser associadas a TDP. **RC** = **R**isco de **C**ombinação: drogas que têm um risco de prolongamento do QT-c e TDP sob condições, como SQTL, superdosagem ou em combinação com outras drogas que causam QT-c prolongado.
EPIFANIA	**Categorias de drogas que prolongam QT-c:** **AR = Amiodarona, claritromicina, disopiramida, dofetilida, eritromicina, haloperidol, ibutilida, metadona, procainamida, quinidina, sotalol, tioridazina.** **RA = Amantadina, azitromicina, clozapina, dolasetron, flecainida, fosfenitoína, indapamida, isradipina, levofloxacina, lítio, moxifloxacina, nicardipina, ondansetron, perflutren, quetiapina, ranolazina, risperidona, vardenafil, venlafaxina, voriconazol.** **RC = Amitriptilina, ciprofloxacina, citalopram, fluconazol, fluoxetina, itraconazol, cetoconazol, mexilitina, nortriptilina, paroxetina, sertralina, trimetoprim-sulfametoxazol.**
DISCUSSÃO	O risco de um paciente para QT-c prolongado e TDP deve ser levado em consideração quando iniciando uma droga com estes efeitos colaterais potenciais.

PÉROLAS	– QT-c > 0,5 segundo é alto risco de arritmias ventriculares/TDP. – Com TDP checar magnésio e potássio ao mesmo tempo em que outras causas.
REFERÊNCIAS	1) Arizona CERT. QT Drug Lists. www.qtdrugs.org 2) Roden DM. Drug-induced prolongation of the QT interval. *N Engl J Med.* 2004;350:1013-1022. 3) Goldenberg I, Arthur Moss. Long QT Syndrome *J Cardiovasc Electrophysiol.* 2006;17:333-336.

Como tratar um paciente com trombocitopenia induzida pela heparina?

CONCEITO-CHAVE	Complicação da heparinoterapia que causa uma queda na contagem de plaquetas e subsequentemente trombose pela ativação das plaquetas.
HISTÓRIA	O paciente recebeu heparina não fracionada (HNF) e tem queda na contagem de plaquetas 5-14 dias depois da exposição. Se início rápido, pacientes podem mostrar-se sépticos dentro de horas.
EXAME FÍSICO	Febre/calafrios, hipertensão, taquicardia, taquipneia, dor torácica, erupção cutânea, IM, derrame cerebral, isquemia periférica, TVP aumentando, EP.
IMAGEAMENTO	Doppler ecografia para identificar TVP.
SÍNTESE	**TVP** = **T**rombose **V**enosa **P**rofunda. **EP** = **E**mbolia **P**ulmonar. **IDT-3M** = Começar **I**nibidores **D**iretos da **T**rombina e continuar por **3 M**eses; dar agatroban se disfunção renal, lepirudina se disfunção hepática, qualquer um dos dois se ausência de disfunção renal/hepática. **IDT-6M** = Começar **I**nibidores **D**iretos da **T**rombina e continuar por **6 M**eses; dar argatroban se disfunção renal, lepirudina se disfunção hepática, qualquer um dos dois se ausência de disfunção renal/hepática. **TIH-POS** = Sorologia **POS**itiva para **TIH**. **TIH-NEG** = Sorologia **NEG**ativa para **TIH**. **HBPM** = **H**eparina de **B**aixo **P**eso **M**olecular (lovenox). **HNF** = **H**eparina **N**ão **F**racionada. **PARAR-HEP** = **PARAR HEP**arina (seja HBPM ou HNF). **HEP** = Dar ou continuar com **HEP**arina (seja HBPM ou HNF). **TCP** = **T**rombo**C**ito**P**enia (redução das plaquetas de > = 50% do valor de base). **PROCURAR** = **PROCURAR** e elucidar uma causa alternativa de trombocitopenia, p. ex., sepse. **WAR** = **WAR**farin. **PARAR-WAR** = **PARAR WAR**farin (*i. e.*, warfarin sendo dada sem qualquer outro anticoagulante, como HEP ou IDT. **TRANS-PLT** = Começar **TRANS**fusão de **PL**aque**T**as. **SANGR** = Paciente está **SANGR**ando ativamente.
EPIFANIA	**TIH-POS = PARAR-HEP + PARAR-WAR + IDT-3M** **TIH-NEG = HEP** **TIH-NEG + TCP = PROCURAR** **TIH-POS + TCP + SANGR = TRANS-PLT** **TIH-POS + TVP/EP = IDT6M**

DISCUSSÃO	TIH tipo II (imunomediada) = a TIH clinicamente importante, que causa uma redução moderada a grave na contagem de plaquetas, é imunomediada, e clinicamente resulta em um alto risco de trombose. Diagnosticar com contagem de plaquetas e anticorpos ELISA contra complexos de PF4 e ensaio de liberação de serotonina. Anticorpos TIH desaparecem em três meses depois de parar heparina; uma vez que anticorpos sejam removidos, o risco de TIH não é mais alto que em pacientes sem história de TIH. Em pacientes com TIH submetendo-se a procedimento invasivo para SCA, argatroban com ou sem GPIIb/IIIa fornece anticoagulação adequada e é bem tolerado.
PÉROLAS	– TIH tipicamente ocorre 5–10 dias depois da administração de heparina. – IDT: lepirudina removida renalmente, argatroban removido hepaticamente, monitorar PTT. – Estratificar fundamentando-se no escore T: trombocitopenia, cronologia, trombose, causas alternativas.
REFERÊNCIAS	1) Douketis JD. Perioperative anticoagulation management in patients Who are receiving oral anticoagulant therapy: a practical guide for clinicians. *Throm Res.* 2002;108:3. 2) Warkentin TE. Heparin-induced thrombocytopenia: pathogenesis and management. *Br J Haematol.* 2003;121:535.

Quais são os efeitos colaterais e complicações de certas medicações cardiovasculares?

CONCEITO-CHAVE	Efeito colateral da medicação e reações adversas são uma causa importante de admissão hospitalar e morte.
HISTÓRIA	Um paciente que se apresenta com uma reação à medicação que é nociva e não pretendida com as doses normalmente usadas para terapia.
EXAME FÍSICO	Estado mental, uremia, encefalopatia, hepatomegalia, cirrose, insuficiência hepática, icterícia, tireomegalia, idade, hábito corporal.
ELETRO-CARDIOGRAMA	Frequência cardíaca, PR, QTc, prolongamento do intervalo QRS, ondas T pontiagudas, alterações de ST.
SÍNTESE *(Continua)*	**HEP** = **HEP**arina e fibrinolíticos. **S-TIH** = **S**angramento, monitorar PTT, **T**rombocitopenia **I**nduzida pela **H**eparina. **AAS/PLAV** = **A**spirina, **PLAV**ix, glicoproteína IIb/IIIa e anticoagulantes. **TIC** = **TIC**lopidina. **AA-PTT-N** = **A**nemia **A**plásica, **PTT**, **N**eutropenia. **AC-IN** = Efeitos colaterais **A**nti**C**olinérgicos, **I**notrópico **N**egativo. **NP-CP450** = **N**ecrose de **P**ele, ampla variedade de interações **CP450** (inibe e induz). **AUM-DIG** = **AUM**enta níveis de **DIG**oxina. **SSL** = **S**índrome **S**emelhante a **L**úpus. **B-H-V-T-H-P** = **B**radicardia, **H**ipotensão, alterações **V**isuais, doença da **T**ireoide, toxicidade **H**epática e fibrose **P**ulmonar. **NU-C-C-T-M** = **N**ão **U**sar com **C**etoconazol, **C**imetidina, **T**rimetoprim, **M**egestrol. **HVO-E-HU** = **H**ipo**VO**lemia, distúrbios **E**letrolíticos, **H**iper**U**ricemia. **HIPERPOT** = **HIPERPOT**assemia. **ESTRUT** = Não usar com cardiopatia **ESTRUT**ural conhecida. **EP** = **E**dema **P**eriférico. **HTox-MTox** = **H**epato**Tox**icidade, **M**io**Tox**icidade, evitar com suco de toranja. **EOS-HTN** = **EOS**inofilia, **H**iper**T**e**N**são com betabloqueadores. **T-LI-HP-IRA** = **T**osse, níveis aumentados de **LI**tio, **H**iper**P**otassemia, **I**nsuficiência **R**enal **A**guda. **BC-BAV** = **B**radi**C**ardia/**B**loqueio **AV** de primeiro grau. **HP** = **H**ipotensão **P**ostural. **COUM** = **COUM**adin. **QUIN** = **QUIN**idina.

SÍNTESE (Continuacão	**PROC** = **PROC**ainamida. **DISO** = **DISO**piramida. **FLEC** = **FLEC**ainida. **AMIO** = **AMIO**darona. **DOFET** = **DOFET**ilida, **TDZ** = **T**ia**z**ida. **ALÇA** = Diuréticos de **ALÇA**. **P** = Poupador de **P**otássio. **BB** = **B**eta**B**loqueadores. **AB** = **A**lfa**B**loqueador **BCC** = **B**loqueadores dos **C**anais de **C**álcio (diltiazem/verapamil) **DHP** = **D**i-**H**idro**P**iridinas. **IECA** = **I**nibidores da **ECA**. **VAS** = **VAS**odilatadores (hidralazina, minoxidil). **ESTAT** = **ESTAT**inas. **DOB** = **DOB**utamina.
EPIFANIA	**HEP: S-TIH** **AAS/PLAV: S** **TIC: AA-PTT-N** **COUM: NP-CP450** **QUIN: AUM-DIG** **PROC: SSL** **DISO: AC-IN** **FLEC: ESTRUT** **AMIO: B-H-V-T-H-P** **DOFET: NU-C-C-T-M** **TDZ: HVO-E-HU** **ALÇA: HVO** **P: HIPERPOT** **BB: BC-BAV** **AB: HP** **BCC: DIG** **DHP: EP** **IECA: T-LI-HP-IRA** **VAS: EP** **ESTAT: HTox-MTox** **DOB: EOS-HTN**
DISCUSSÃO	Pacientes com doença cardíaca estão em risco de reações medicamentosas adversas, porque o processo de doença pode influenciar o metabolismo e eliminação de droga por intermédio de alterações na perfusão do fígado e rim. Estes pacientes também são propensos a ter alterações associadas à idade no metabolismo e polifarmácia.
REFERÊNCIAS	1) Opie LH, Gersh BJ. *Drugs for the Heart*. 6th Ed. Philadelphia, PA: Saunder's; 2005. 2) O'Rourke R, Walsh R, Fuster V. *Hursts's The Heart, Manual of Cardiology*. 12th Ed. New York: McGraw-Hill; 2008.

Que inotrópicos e vasopressores usar para o meu paciente em choque?

CONCEITO-CHAVE	Vasopressores e inotrópicos (positivos/negativos) são usados para tratamento de condições cardiovasculares – choque/insuficiência cardíaca. A escolha do agente depende de efeitos farmacológicos específicos e da condição do paciente.
HISTÓRIA	Fadiga, estado mental alterado, fraqueza, diaforese, dor torácica, diarreia.
EXAME FÍSICO	CV: Taquicardia, pressão de pulso estreita, hipotensão, pulsos fracos. Resp.: Respiração superficial rápida. Renal: Baixo débito urinário. Ext.: Pele pegajosa e fria.
IMAGEAMENTO	Consultar o capítulo sobre Swan-Ganz para interpretações de leituras.
SÍNTESE	**CHOQUE-CG** = **CHOQUE C**ardio**G**ênico. **CHOQUE-SEP** = **CHOQUE SÉP**tico. **VAS** = **VAS**opressores (dopamina, epinefrina, norepinefrina, fenilefrina, vasopressina). **INO** = **INO**trópicos (dobutamina, milrinona). **DA** = **D**op**A**mina começar a 2,5 mcg/kg/min; titular a dose na faixa de 0,5–20 mcg/kg/min para efeito. **NE** = **N**or**E**pinefrina começar a 0,1 mcg/kg/min; titular a dose na faixa de 0,1–1 mcg/kg/min para efeito. **FE** = **F**enil**E**frina começar a 0,1 mcg/kg/min; titular a dose na faixa de 0,5–5 mcg/kg/min para efeito. **EP** = **EP**inefrina começar a 0,05 mcg/kg/min; titular a dose na faixa de 0,03–0,1 mcg/kg/min para efeito. **VP** = **V**aso**P**ressina começar a 0,04 unidade/min; titular a dose na faixa de 0,01–0,07 unidade/min para efeito. **DB** = **D**o**B**utamina começar a 5 mcg/kg/min; titular a dose na faixa de 2,5–20 mcg/kg/min para efeito. **MR** = **M**il**R**inona começar a 0,50 mcg/kg/min; titular a dose na faixa de 0,375–0,75 mcg/kg/min para efeito.
EPIFANIA	**CHOQUE-CG = INO ou DA/EP** **CHOQUE-SEP = VAS**
DISCUSSÃO	Os tipos de choque ditam o tratamento e são eles: hipovolêmico, cardiogênico, distributivo (séptico, anafilático, neurogênico).

PÉROLAS	A gravidade do choque é fundamentada no volume sanguíneo perdido, e é graduados de estádios 1–4: Estádio 1: 15% (750 mL). Estádio 2: 15–30% (750–1.500 mL). Estádio 3: 30–40% (1.500–2.000 mL). Estádio 4: 40–50% (> 2 litros).
REFERÊNCIAS	1) Mullner M, Urbanek B, Havel C *et al.* Vasopressors for shock. *Cochrane Database Syst Rev.* 2004 Nov;32(11 Suppl):S455-465. 2) Lollgen H, Drexler H. Use of inotropes in the critical care setting. *Crit Care Med.* 1990 Jan;18(1 Pt 2):S56-S60.

Que anti-hipertensivo IV usarei?

CONCEITO-CHAVE	Há muitas classes de anti-hipertensivos IV que baixam a pressão arterial por meio de diferentes mecanismos; o objetivo final é evitar lesões de órgão-alvo.
HISTÓRIA	Paciente incapaz de tomar ou tolerar terapia oral que se apresenta com infarto cerebral, edema pulmonar, emergência hipertensiva, encefalopatia, ICC, dissecção aórtica, eclâmpsia.
EXAME FÍSICO	Neuro: Estado mental alterado, encefalopatia, fadiga, vertigens. CV: Dor torácica. RESP: Falta de ar, taquipneia.
IMAGEAMENTO	Consultar a tabela adicional para efeitos hemodinâmicos no capítulo de Swan-Ganz.
SÍNTESE	**IC** = **I**nsuficiência **C**ardíaca. **HTN** = **H**iper**T**e**N**são. **EM-HTN** = **EM**ergência **H**iper**T**e**N**siva. **ISQ** = **ISQ**uemia. **GRAV** = **GRAV**idez/**E**clâmpsia. **VEN** = Vasodilatadores **VEN**osos. Nitroprussiato de sódio: começar a 0,25 mcg/kg/min, e titular a cada 5 minutos até um máximo de 10 mcg/kg/min. Ou Nitroglicerina: inicialmente 2,5 mcg/kg/min, e titular a cada 5 minutos até um máximo de 200 mcg/min. **BETA** = **BETA**bloqueadores. Labetalol 20 mg IV em *bolus*, a seguir repetir e titular para cima a dose a cada 10 minutos (máximo de 80 mg) até efeito, então repetir a cada 6 horas (alternativamente, após o *bolus* começar um *dripping* a 0,5 mg/min e titular para efeito até um máximo de 2 mg/min. Ou Esmolol 500 mcg/kg em *bolus*, então começar infusão a 50 mcg/g/min, titular para cima a cada 5 minutos para efeito até um máximo de 300 mcg/kg/min. **BCC** = **B**loqueadores dos **C**anais de **C**álcio. Nicardipina começar a 5 mg/h, e titular para cima por 2,5 mg/h a cada 5 minutos para efeito até uma dose máxima de 15 mg/h. Ou Diltiazem inicial de 15 mg inicial, então começar infusão a 5 mg/h, e titular para cima a cada 5 minutos para efeito até um máximo de 15 mg/h. Ou Verapamil 5 mg em *bolus* inicial IV, então titular para cima a cada 4 horas em incrementos de 2,5 mg para efeito, até um máximo de 10 mg IV a cada 6 horas. **VAS-A** = **VAS**odilatadores **A**rteriais. Hidralazina 10 mg em *bolus* IV/IM, a seguir titular para cima em incrementos de 10 mg a cada 6 horas para efeito, com uma dose máxima de 50 mg IV/IM a cada 6 horas.

EPIFANIA	**HTN + IC/ISQ = VEN/BETA** **EM-HTN = BETA/BCC** **HTN + GRAV = VAS-A**
DISCUSSÃO	O agente de escolha deve ser fundamentado no efeito hemodinâmico desejado, efeito colateral e disponibilidade.
PÉROLAS	– Agentes orais baixam a pressão arterial mais lentamente do que as formas parenterais.
REFERÊNCIA	1) Zigmont EA, Connely JF. Intravenous anti-hypertensive agents for patients unable to take oral medications. *Am J Health Syst Pharm.* 1995 Jul 15;52(14):1514-1516.

Como converter estas medicações cardíacas de IV para VO?

CONCEITO-CHAVE	HDA: O paciente é capaz de engolir pílulas ou ele/ela tem um tubo para alimentação?
EXAME FÍSICO	Sinais vitais: A PA e FC estão sob controle com a(s) dose(s) atual(ais)?
SÍNTESE	**ENAL** = **ENAL**april. **FUR** = **FUR**osemida. **HID** = **HID**ralazina. **LABE** = **LABE**talol. **LEVOT**= **LEVOT**iroxina. **MET** = tartarato de **MET**oprolol.
EPIFANIA	**RELAÇÃO IV PARA VO: #:#** **ENAL = 1:8** **FUR = 1:2** **HID = 1:2** **LABE = 1:4** **LEVOT = 1:2** **MET = 1:2,5**

PÉROLAS	– Pílulas que não devem ser esmagadas incluem as seguintes: – Nifedipina de liberação prolongada (Procardia XL®), usar anlodipina (Norvasc®) em seu lugar. – Nifedipina de liberação imediata NÃO é recomendada em razão do potencial de diminuição súbita na pressão arterial que pode causar furto coronariano ou acidente vascular encefálico. – Mononitrato de isossorbida (Imdur®), usar dinitrato de isossorbida (Isordil®) em seu lugar. – Succinato de Metoprolol (Toprol XL®), usar tartarato de metoprolol (Lopressor®) em seu lugar. – Succinato de Metoprolol pode ser cortada em duas, mas não pode ser esmagada.
REFERÊNCIA	1) Lexi-Comp, Inc. (Lexi-Drugs™). Lexi-Comp, Inc. May 1, 2009.

Que medicações cardíacas podem ser usadas durante gravidez e lactação?

CONCEITO-CHAVE	O FDA tem uma avaliação do risco de lesão fetal em virtude do fármaco, se tomado pela mãe durante a gravidez.
HISTÓRIA	Com quantas semanas de gestação está a paciente?
SÍNTESE	**A: Gravidez Categoria A = SEGURO** = Estudos humanos mostram ausência de risco para o feto no primeiro trimestre e não há evidência de risco nos trimestres subsequentes. **B: Gravidez Categoria B = PROVAVELMENTE SEGURO** = Estudos de reprodução em animais não demonstraram um risco para o feto, e não há estudos adequados e bem controlados em mulheres grávidas OU estudos em animais mostraram um efeito adverso, mas estudos adequados e bem controlados em mulheres grávidas deixaram de demonstrar um risco para o feto em qualquer trimestre. **C: Gravidez Categoria C = PROVAVELMENTE UM RISCO, MAS OS BENEFÍCIOS PODEM SUPERAR O RISCO** = Estudos de reprodução em animais mostraram um efeito adverso sobre o feto e não há estudos adequados e bem controlados em humanos, mas os benefícios potenciais podem justificar o uso da droga em mulheres grávidas apesar dos riscos potenciais. **D: Gravidez Categoria D = RISCO OCORRE, MAS ALTOS BENEFÍCIOS PODEM SUPERAR O RISCO** = Há evidência positiva de risco fetal humano com base em dados de reação adversa a partir da experiência investigacional ou estudos em humanos, mas os benefícios potenciais podem justificar o uso da droga em mulheres grávidas apesar dos riscos potenciais. **X: Gravidez Categoria X = RISCO GRAVE = NÃO USAR NUNCA.** **AMAMSIM: AMAM**entação OK, **AMAMNÃO: AMAM**entação **NÃO** OK. **AMAM DESC: AMAM**entação **DESC**onhecido, **AMIO: AMIO**darona. **ANL: ANL**odipina, **AAS: A**spirina, **ATEN: ATEN**olol, **ATOR: ATOR**vastatina. **CAPT: CAPT**opril, **CARV: CARV**edilol, **DIG: DIG**oxina, **DILT: DILT**iazem. **ENAL: ENAL**april, **FLEC: FLEC**ainida, **FUR: FUR**osemida, **HIDR: HIDR**alazina. **LABE: LABE**talol, **LIDO: LIDO**caína, **LISIN: LISIN**opril, **MDOPA:** Metil**DOPA**. **METO: METO**prolol, **NIFED: NIFED**ipina, **PROC: PROC**ainamida. **PROPF: PROP**a**F**enona, **PROP: PROP**ranolol, **Q: Q**uinidina. **SIN: SIN**vastatina, **SOT: SOT**alol, **VERA: VERA**pamil, **WAR: WAR**farin.
EPIFANIA	**AMIO = D + AMAMNÃO** **ANL = C + AMAM DESC** **AAS = C + AMAMSIM (baixas doses)** **ATEN = D + AMAMSIM (precaução – bradicardia)** **ATOR = X + AMAMNÃO** **CAPT = C/D segundo–terceiro trimestres + AMAMSIM** **CARV = C/D segundo–terceiro trimestres + AMAMDESC** **DIG = C + AMAMSIM** **DILT = C + AMAM DESC** **ENAL = C/D segundo-terceiro trimestres + AMAMSIM**

EPIFANIA	**FLEC = C + AMAMSIM** **FUR = C + AMAMSIM** **HIDR = C + AMAMSIM** **LABE = C + AMAMSIM** **LIDO = B + AMAMSIM** **LISIN = C/D segundo–terceiro trimestres + AMAMSIM** **DOPA = B + AMAMSIM** **METO = C/D segundo–terceiro trimestres + AMAMSIM** **NIFED = C + AMAM DESC** **PROC = C + AMAMSIM** **PROPF = C + AMAM DESC** **Q = C + AMAMSIM** **SIN = X + AMAMNÃO** **SOT = B/D segundo–terceiro trimestres + AMAM DESC** **VERA = C + AMAMSIM** **WAR = D/X + AMAMSIM**
DISCUSSÃO	Vitaminas pré-natais são seguras para tomar durante a gravidez; medicações herbáceas NÃO tiveram sua segurança comprovada.
PÉROLAS	– Gravidez Categoria X: Estudos em animais ou humanos demonstraram anormalidades fetais e/ou há evidência positiva de risco fetal humano com base em dados de reação adversa a partir de experiência investigacional ou de comercialização, e os riscos envolvidos no uso da droga em mulheres grávidas claramente superam os benefícios potenciais.
REFERÊNCIAS	1) Sannerstedt R, Lundborg P, Danielsson BR *et al.* (February 1996). "Drugs during pregnancy: an issue of risk classification and information to prescribers". *Drug Saf.* 14(2):69-77. 2) Zipes D, Braunwald E. *Braunwald's Heart Disease.* 8th ed. Chicago: Saunders. 3) Briggs G, Freeman R, Yaffe S. *Drugs in Pregnancy and Lactation.* 7th Ed. Philadelphia: Lippincott Williams Wilkins.

Que devo fazer com os pacientes marcados para receber contraste que têm uma alergia ao contraste ou corante?

CONCEITO-CHAVE	Reações de hipersensibilidade ocorrem mais frequentemente com meios de contraste de alta osmolaridade, iônicos, e menos frequentemente com meios de contraste de baixa osmolaridade, não iônicos. Prurido e urticária são as mais comuns reações de hipersensibilidade.
HISTÓRIA	HDA: Que tipo de reação o paciente teve? Que tipo de agente de contaste foi dado? Há quanto tempo foi a reação?
EXAME FÍSICO	Estado mental alterado. Prurido, urticária. Taquicardia. Taquipneia. Náusea/vômito/diarreia.
SÍNTESE	**EELC** = **E**xposição **EL**etiva ao **C**ontraste. **EURC** = **E**xposição **UR**gente ao **C**ontraste. **IVSF-EEC** = **IV S**oro **F**isiológico (0,9%) a 1 mg/kg/h durante pelo menos 2 horas antes e 12 horas depois da exposição a contraste em pacientes sem nenhum sinal/sintoma de insuficiência cardíaca ou sobrecarga de volume. **PRED-EEC** = Dar **PRED**nisolona 50 mg via oral 12 horas e 2 horas antes da exposição a contraste. **DIFEN-EELC** = **DIFEN**idramina 50 mg via oral 12 horas e 2 horas antes da exposição a contraste. **FAMO-EELC** = **FAMO**tidina 20 mg via oral 12 horas e 2 horas antes da exposição a contraste. **DMMP-EURC** = **D**exa**M**etasona 8 mg IV ou **M**etil**P**rednisolona 40 mg IV dada **UR**gentemente imediatamente antes da exposição a contraste. **DIFEN-EURC** = **DIFEN**idramina 50 mg IV dada **UR**gentemente imediatamente antes da exposição a contraste. **FAMO-UR** = **FAMO**tidina 20 mg IV dada **UR**gentemente imediatamente antes da exposição a contraste.
EPIFANIA	**EELC = IVSF-EE + PRED-EE + DIFEN-EE + FAMO-EE** **EURC = DMMP-EU + DIFEN-EU + FAMO-EU**

DISCUSSÃO	Sessenta por cento dos pacientes com uma reação de hipersensibilidade prévia a meios de contraste têm repetição da reação quanto reexpostos. A exposição deve preferivelmente usar meios de contraste de baixa osmolaridade, se possível, para minimizar o risco de nova reação. A taxa de morte relacionada com a alergia a contraste é rara (cerca de 1 em 40.000 casos).
REFERÊNCIA	1) Brockow K, Christiansen C, Kanny G, Clement O, Barbaud A *et al.* Management of hypersensitivity reactions to iodinated contrast media. *Allergy*. 2005;60:150-158.

Se hover uma medicação interagindo, com que dose eu devo começar amiodarona neste paciente?

CONCEITO-CHAVE	Amiodarona é uma medicação antiarrítmica classe III que pode interagir com outras drogas e aumentar a probabilidade de efeitos adversos.
HISTÓRIA	HDA: Paciente tomando amiodarona ou começando amiodarona. HPP: Insuficiência cardíaca, doença pulmonar, doença hepática, doença da tireoide. HS: Álcool, fumo.
EXAME FÍSICO	Palpitações, dor torácica, dispneia, fadiga.
ELETRO-CARDIOGRAMA	Intervalo QT prolongado.
SÍNTESE	**AMIO** = **AMIO**darona. **DQT** = **D**rogas do **QT**: Estas são drogas conhecidas por prolongarem o intervalo QT, e o efeito é potencializado com a adição de amiodarona. Um intervalo QT prolongado aumenta a probabilidade de Torsades de Pointes, que podem ser letais. Ver o capítulo sobre QTc para lista de drogas que prolongam QT. Exemplos clássicos incluem antifúngicos azóis, fluoroquinolonas, macrolídeos, quinidina e procainamida. **AAVN** = **A**gentes **AV N**odais: Estas são drogas que têm um efeito cronotrópico negativo e/ou retardam a condução através do nó AV. Este efeito é potencializado pela adição de amiodarona e pode resultar em taquicardia grave ou bloqueio AV de alto grau. Drogas clássicas nesta classe são betabloqueadores e bloqueadores dos canais de cálcio, como diltiazem. **CCL** = **C**i**CL**osporina: com AMIO eleva níveis de ciclosporina e creatinina. **DIG** = **DIG**oxina com AMIO eleva os níveis de digoxina. **FENI** = **FENI**toína com AMIO aumenta os níveis de fenitoína. **WAR** = **WAR**farin = com AMIO aumenta o INR. **EVITAR** = **EVITAR** combinação, se possível. Se não for possível evitar a combinação, usar MONITOR como uma conduta menos satisfatória. **MEIA** = **MEIA** dose: Diminuir dose de AMIO em 50%. **MONITOR** = **MONITOR**ar o efeito da AMIO, particularmente a frequência cardíaca, intervalo QTc e intervalo PR. Com medicações, como CCL, DIG, FENI e WAR, checar o nível de droga/INR resultante. Diminuir dose de AMIO e/ou a dose da medicação que está interagindo se necessário.
EPIFANIA	**AMIO + DQT = EVITAR** **AMIO + AAVN = MONITOR** **AMIO + DIG/WAR = MEIA + MONITOR** **AMIO + CCL/FENI = MEIA + MONITOR**

DISCUSSÃO	Amiodarona é um inibidor do sistema enzimático 3A4 do citocromo P450 e p-glicoproteína, levando a numerosas interações droga-droga. Ela é degradada e excretada somente pelo fígado com uma meia-vida de 60 dias.
CONTRA-INDICAÇÕES	**Não começar AMIO se:** – Choque cardiogênico. – Bradicardia sinusal acentuada. – Bloqueio atrioventricular de segundo ou terceiro grau. – Hipersensibilidade conhecida a amiodarona ou iodo.
PÉROLAS	– Há numerosos efeitos adversos séricos associados à terapia com amiodarona, incluindo: bloqueio AV, bradicardia, insuficiência cardíaca congestiva, pneumonia por hipersensibilidade, fibrose pulmonar, hipertireoidismo, hipotireoidismo, insuficiência hepática, neurite óptica, distúrbios visuais.
REFERÊNCIAS	1) Amiodarone (Cordarone) Package Insert – Wyeth Pharmaceuticals, May 2009. 2) Chitwood KK *et al.* Cyclosporin-amiodarone interaction. *Ann Pharmacother.* 1993;27(5):569-571. 3) Arizona CERT. QT Drug Lists. www.qtdrugs.org

Que diurético devo usar se o meu paciente tiver alergia a sulfa?

CONCEITO-CHAVE	Anafilaxia pode desenvolver-se com exposição repetida a alergênicos, como sulfa.
HISTÓRIA	HDA: Descrição da reação alérgica, relação temporal entre reação e medicações, alergias concomitantes. Reação alérgica apresenta-se mais comumente como uma erupção maculopapular ou uma erupção urticariforme que se desenvolve dentro de 1–3 dias da administração inicial da medicação e se resolve espontaneamente com a descontinuação da droga. Anafilaxia pode desenvolver-se com repetição da exposição. Há uma temida resposta de hipersensibilidade retardada (síndrome de Stevens-Johnson) que pode ocorrer como uma consequência de sulfas. A incidência é rara e infelizmente não há uma boa maneira de predizer quem sucumbirá.
SÍNTESE	**BRANDA A SULFA** = paciente com alergia **BRANDA** a **SULFA**. Prurido ou urticária branda com outra medicação contendo sulfa cairia neste grupo. **GRAVE A SULFA** = paciente com alergia **GRAVE** a **SULFA**. Qualquer paciente que teve anafilaxia ou alguma coisa semelhante à síndrome de Stevens-Johnson automaticamente cai neste grupo e não deve receber sulfa. **DA** = **D**iuréticos de **A**lça com sulfa (p. ex., furosemida, torsemida, bumetanida). **DT** = **D**iuréticos **T**iazídicos não tendem a desencadear uma reação alérgica em pacientes com alergia a sulfa e podem ser usados com segurança nesses pacientes (p. ex., hidroclorotiazida, clorotiazida, metolazona). **AE** = **Á**cido **E**tacrínico = o único diurético de alça que não contém uma molécula sulfonamida e pode ser considerado em pacientes com alergia grave a sulfa.
EPIFANIA	**BRANDA A SULFA = DA ou DT** **GRAVE A SULFA = AE ou DT**
DISCUSSÃO	Diuréticos de Alça têm uma baixa reação cruzada com o componente sulfa em outras medicações, como antibióticos que mais comumente causam alergia e podem ser experimentados em pacientes com alergia branda. Ácido etacrínico é o único diurético de alça que não contém uma molécula sulfonamida e pode ser considerado nos pacientes com reações alérgicas graves. Alergias a sulfa são comumente ligadas a medicações que contêm uma molécula sulfonamida. Entretanto, há grupos distintos de sulfonamidas: (1) Sulfonilarilaminas – inclui antibióticos sulfas (trimetoprim-sulfametoxazol, sulfixazol, Dapsona). (2) Não sulfonilarilaminas – inclui inibidores da anidrase carbônica (acetazolamida), diuréticos de alça (furosemida, bumetanida, torsemida), diuréticos tiazídicos (hidroclorotiazida), sulfonilureias (gliburida, glipizida), inibidores da COX-2, inibidores de protease. (3) Contendo componente sulfonamida – inclui ibutilida, sotalo, sumatriptan.

PÉROLAS	– Pacientes com reações alérgicas sérias a medicações e/ou múltiplas alergias a drogas podem estar em um risco aumentado de reações de hipersensibilidade apesar do baixo risco de reação cruzada.
REFERÊNCIAS	1) Johnson JJ, Green DL, Rife JP, Limon L. Sulfonamide cross-reactivity: fact or fiction? *Ann Pharmacother*. 2005;39:290-301. 2) Furosemide (Lasix®) Package Insert – Sanofi Aventis, September 2008. 3) Bumetanide Package Insert – Bedford Labs, June 2005.

ÍNDICE REMISSIVO

B

C

D

R

S

T

V

W